看護師が行なう
2型糖尿病患者の療養支援

多留ちえみ
神戸大学大学院保健学研究科保健学研究員

宮脇　郁子
神戸大学大学院保健学研究科教授

すぴか書房

Japanese Title：
Kangoshi ga Okonau 2gata-Tōnyōbyō-Kanja no Ryōyō-Shien
(Nursing Support for Patients with Type 2 Diabates to Recuperate
 and Improve the Quality of Life)
Author：Chiemi TARU & Ikuko MIYAWAKI
©1st ed. 2015
Spica-shobau Publishing Co.
Rainbow-plaza602, 2-6, Honchō, Wakō-shi
Saitama, 351-0114, Japan

まえがき

　2型糖尿病と診断された患者は、医療者が推奨する自己管理行動を継続することが求められ、それに伴い生活習慣の改善を要求されることが多い。医師は治療医学的視点に立ってBMIや身体活動量を加味しながらその人の食事摂取量を指示し、身体活動の重要性を説明する。必要であれば薬を処方する。薬物療法について説明して内服薬やインスリン注射などの指示を出す。栄養士はその人の食事内容から定量評価を行ない、何をどの程度食べると指示範囲内での食事量になるかを指導する。理学療法士は身体活動における消費エネルギーを算出し、個々に応じた運動処方に基づき、どの程度の活動が重要でありどの程度のエネルギーが消費されるかについて指導をする。また、薬剤師は薬の作用および副作用を理解して患者に正しく安全な服用方法や管理方法を指導する役割があるであろう。では、看護の役割とは何であろうか?

　看護師が行なう療養支援とは? 他の専門職とは何がどう違うのか? 看護師にこそ求められていること、また、看護師だからできることは? と問われたなら、読者はどのように答えられるだろうか?

　看護師が行なう療養支援は患者を理解することから始まる。そして、必要とされる自己管理行動に関して、患者が生活の現状に応じてできることとできないことを整理し、患者自身持てる力を最大限発揮できるように関わることである。そのような基本的な考え方に立つ著者らは、患者が必要な自己管理行動を自分の生活の中にうまく組み込み、新たな生活の仕方を患者が自らの力で構築できるためには何が重要であるかを明らかにし、それを活かした看護支援のあり方を追究する研究に長年取り組んできた。本書はその内容をもとにまとめたものである。

　人間にとって病気とはどのようなものなのか。病気のために必要な自己管理行動を継続するということは、本人の生活にどのような影響があるのか。そして、人間にとって「食べる」ということはどのような意味を持っているのか。それらの答えを求めるために著者らがとった方法は、患者に尋ね、教えてもらうということであった。毎日のように患者と出会い、尋ねた。その結果、なんと多くのことを教えられたことか! 患者が慢性病と共に生きるために自己管理行動を獲得していくプロセスに触れることができたのであった。また、遅まきながら、患者の何気ない言動を注視することで患者の気持ちを理解できることにも気づけた。これらの学びを読者と分かち合いたいとの思いで本書を綴った。

　患者の語りに耳を傾け(序章)、患者をもっとよく理解したいと思い、日常生活で行なっている糖尿病に必要な自己管理行動継続のための工夫や努力について知るための研究を行なった(第1章)。さらに患者の経験を理解することの重要性に気づき、患者は工夫や努力をすることで日常生活のなかでどのような経験をしているのかについて

も尋ねた(第2章)。ここでは、患者が自らの経験を具象的に語り、自身を内省できる質問の仕方についてふれている。第3章では、患者が食事療法を継続する中で感じている心理的負担感を取り上げ、負担感を軽減するための支援の重要性について述べた。第4章では看護研究と看護実践との関連性について論じた。第5章では研究から得られた個々のデータを取り上げ、それらが示唆するものをまとめた。臨床での患者支援に活かしていただけるとうれしい。そして、第6章では慢性看護学の基本的な概念について改めて振り返り、患者教育に焦点をあてて考察した。最後の第7章では、看護師も同時代を生きる人間であることを自覚して患者に対応するという基本姿勢を確認するとともに、現代社会における健康支援者の役割について考えた。

　本書をとおして、看護師として2型糖尿病患者の療養支援に携わっておられる読者が、看護目標を明確にされ、看護師であるからこそできる支援に邁進されることを心から願っている。臨床での患者教育、療養支援に際して、患者のちょっとした言動に気がかりを感じたとき、患者を理解するための材料として本書を役立てていただきたい。ここで述べられている内容に対して共感や批判を繰り返しながらディスカッションを進めてほしい。本書がそのようにして看護学の進歩に寄与することができるなら、著者らにとってこの上ない幸いである。

著　者

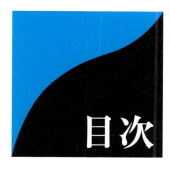

看護師が行なう2型糖尿病患者の療養支援

まえがき ……… 3

序章　患者の声に耳を傾ける ─── 13

　　食べることが大好きで隠れてでも食べたい患者 ……… 13
　　糖尿病は私の人生を奪ってしまったと訴える患者 ……… 14
　　どことなくよそよそしく、接しにくい患者 ……… 15
　　確実に効果の上がる方法を求める理知的な患者 ……… 16
　　入院治療は無理なことを訴える患者 ……… 17
　　糖尿病でも「食べないと元気が出ない」と言い放つ患者 ……… 18
　　病気によってたくさんの気づきを得た患者 ……… 19
　　親の糖尿病から糖尿病の怖さをよく知っている患者 ……… 20

第1章　患者の行動と心理を知る ─── 23

▶1　食事療法を続けるということ ……… 23
　　推奨されている食事療法 ……… 24
　　人間にとって食行動とは何か ……… 24

▶2　患者が自ら行なっている工夫や努力
　　2型糖尿病患者の食事自己管理行動質問紙の作成 ……… 25
　　栄養指導内容遵守の工夫 ……… 26
　　　　1）規則的な食生活 …… 26　　2）適正カロリー遵守の工夫 …… 31
　　　　3）美味しく健康的な食事をするための工夫 …… 32
　　食事療法妨害要因への対処行動 ……… 32
　　　　1）食事療法妨害要因の回避 …… 32　　2）一時的逸脱行動 …… 33
　　　　3）逸脱行動に対する修正行動 …… 34

▶3　運動療法（推奨された身体活動）に関する自己管理行動
　　2型糖尿病患者の身体活動調査票の開発 ……… 34
　　日常生活に身体活動を取り入れるための工夫 ……… 36

身体活動を継続するための工夫 ･･･ 37

> 研究の要約―1

　２型糖尿病患者の食事自己管理行動質問紙の作成 ･･ 39

> 研究の要約―2

　２型糖尿病患者の身体活動調査票の開発 ･･ 43

第2章　患者の経験を知る　肯定的な感情と否定的な感情 ── 47

▶1　患者自身が語ることの意味 ･････････････････････････････････････ 47

　　患者教育の本質 ･･･ 48

　　　◆自己調整能力の Common Sense Model ･･････ 48

　　具象的アプローチ Representational Approach ･･･ 49
　　経験を語ってもらうための質問 ･･･ 49
　　「聴く」ことの力 ･･ 51
　　患者の経験に焦点をあてた研究 ･･･ 52

▶2　患者の語りにみる自己管理行動に伴う経験 ･･･････････････････ 53

　　病院の敷居は高い ･･･ 53
　　糖尿病診断後――状況の受け止め方 ･･･ 54

　　　1）自己管理行動を実施していこうと決断する患者 ･･････ 54
　　　2）現在の生活習慣を変えることはできないという思いを強く持つ患者 ･･････ 54
　　　3）糖尿病と向き合えない患者 ･･････ 55　　4）価値観――社会生活と私生活 ･･････ 55

　　自己管理行動実施への戦略 ･･･ 55

　　　1）数値目標 ･･････ 55　　2）現状分析と対策 ･･････ 55

　　行動意図――何のための努力か？ ･･･ 56
　　自己管理行動を阻む要因との遭遇 ･･･ 56

　　　1）困難の予期 ･･････ 57　　2）条件反射 ･･････ 57

　　定期受診 ･･･ 57
　　数値データについての患者自身の評価と分析 ･･･ 58

　　　1）定期受診に臨む態度 ･･････ 58
　　　2）数値データを知ることが自己管理行動に活かされているか ･･････ 59
　　　3）看護師が行なう面接 ･･････ 60

　　自己管理行動に伴う肯定的な感情 ･･･ 60
　　否定的な感情を持ってしまう患者 ･･･ 61
　　行動の修正 ･･･ 62

▶3　助言の受け止め方 ……… 63
助言を支援ととらえている患者 ……… 63
助言を否定的に受け止めている患者 ……… 63

▶4　患者の感情傾向と看護支援 ……… 64
決断のプロセス ……… 64
診断直後の看護介入 ……… 65
　1）冷静に受け止めるための支援 …… 65
　2）患者の努力を認める──尋ねる、話を聞く、承認する …… 65

▶5　承認欲求を満たす ……… 66
「認められたい」という感情 ……… 66
　1）承認欲求のタイプ …… 66　　2）むずかしい患者 …… 67
共感的傾聴とは ……… 68

研究の要約—3
2型糖尿病患者の自己管理行動の実施に伴う経験 ……… 71

第3章　食事療法の負担感に焦点をあてた面接 ── 75

▶1　食事療法に伴う患者の負担感 ……… 75
対人関係の中で感じる孤独感・疎外感 ……… 76
好きなものが好きなだけ食べられない不自由感 ……… 77
自己価値観を維持することへの脅かし ……… 77
生活範囲の縮小に伴う不自由感 ……… 78

▶2　負担感の表出　否定的な感情を語ることの効果 ……… 78
面接で語られた辛い感情 ……… 78
面接前後の HbA_{1c} の変化 ……… 80

▶3　頑張る力を充填する ……… 81

研究の要約—4
2型糖尿病患者の食事療法負担感尺度の開発 ……… 83

第4章　看護研究と実践 ── 87

▶1　自己管理行動に研究の焦点が定まるまで ……… 87
転回点となった患者インタビュー ……… 88

- ▶2 **患者に学ぶ**　選択肢は患者自身の経験の中にある ……… 89
  - 意図的な間食 ……… 90
  - 汁物をとる場合の工夫 ……… 90
  - 糖尿病患者の自己管理行動支援のための研究へ ……… 91
- ▶3 **慢性看護研究の原動力** ……… 91
  - 看護が変わる ……… 91
  - 看護の実践知は看護師自身の経験の中にある ……… 92

第5章　研究結果の解釈と活用 ……… 93

- ▶1 **食事摂取量に関係する要因** ……… 93
  - 2型糖尿病と診断される前の食事摂取量 ……… 93
  - 診断後（食事指導を受ける前）の食事摂取量 ……… 95
  - 食事摂取量についての認識 ……… 96
    - 1）多すぎるとは思っていない …… 96
    - 2）好きなものが好きなだけ食べられない …… 97
    - ◆人はどのようにして食べ始め、食べ続けるのか …… 98
  - 自己効力感 ……… 99
  - 肥満（体重） ……… 101
- ▶2 **食事に関する自己管理行動の特徴** ……… 102
  - 男性患者の特徴 ……… 103
  - 女性患者の特徴 ……… 103
- ▶3 **肥満度（BMI）と身体活動量（歩数）と食事摂取量との関連** ……… 104
  - 患者を［歩数不足・過体重］［歩数充足・過体重］［歩数不足・普通体重］［歩数充足・普通体重］の4群に分けてみる ……… 104
  - 男性の場合 ……… 105
  - 女性の場合 ……… 107
- ▶4 **自己管理行動を規定する背景要因** ……… 107
  - 自己管理行動の良否 ……… 107
  - 食事療法に伴う負担感 ……… 109
- ▶5 **食事の内容**　メタボリックシンドロームとの関連 ……… 110
  - 料理の好み ……… 110
  - 嗜好品 ……… 111
  - 汁　物 ……… 111
- ▶6 **食事療法と運動療法の併用効果** ……… 112
  - BMI ……… 112

HbA₁c ……………………………………………………………………………… 113
▶ 7　塩分制限の効果 ……………………………………………………………… 114

第6章　患者教育　慢性看護学における基本概念 ───── 117

▶ 1　食事療法の困難性 ……………………………………………………………… 118
▶ 2　disease と illness …………………………………………………………… 119
▶ 3　療養支援における患者教育の本質 …………………………………………… 120
▶ 4　適　応 …………………………………………………………………………… 121
　　　適応のプロセス ………………………………………………………………… 121
　　　背景要因 ………………………………………………………………………… 122
　　　認識（評価）と適応課題 ……………………………………………………… 123
　　　対処能力 ………………………………………………………………………… 124
▶ 5　適応を妨げているもの ………………………………………………………… 124
　　　事例●知識があり自己効力感も高く「やろうと思えばできる」と豪語しているが、
　　　血糖コントロール不良の患者…… 125
▶ 6　質問のスキル …………………………………………………………………… 128
▶ 7　患者の考えを聞く　行動には必ず意味がある ……………………………… 131
　　　聞いてみなければわからない ………………………………………………… 131
　　　自らの気づきが行動を変える ………………………………………………… 131
　　　認識へのはたらきかけ ………………………………………………………… 132
▶ 8　スティグマ stigma …………………………………………………………… 132
　　　"言いづらさ"の経験 ………………………………………………………… 132
　　　「糖尿病患者」であることによる疎外感 …………………………………… 134
▶ 9　リフレクション　看護師自身の成長を可能にするもの …………………… 135
　　　リフレクションのチャンス …………………………………………………… 136
　　　可能な限り具体的に記述する ………………………………………………… 138

第7章　現代の食生活と生活習慣病
　　　　　同時代を生きる人間としての療養支援 ─────── 141

▶ 1　社会構造の変化と私たちの生活 ……………………………………………… 142
▶ 2　遺伝的要因と環境的要因 ……………………………………………………… 142

▶3 食物と食事を取り巻く状況 … 143
- 食の安全と安心 … 143
- 食欲求のコントロール … 145
- 社会システムによる食行動の代行 … 145

▶4 食品に対する不信と不安　健康志向の高まりの中で … 146
- 賞味期限、消費期限 … 147
- 産地の表示 … 147
- 健康食品やサプリメント … 148
- 食品添加物 … 149
- 微量栄養素 … 149

▶5 食を大切に　2型糖尿病の療養支援者として … 151

付録　療養支援に活かす質問用紙 … 153

■自己管理行動質問紙 … 154
1. 日頃の食生活について
2. 療養継続の工夫・努力について
3. 身体活動について

■食事療法負担感質問紙 … 161

■修正版簡易食事摂取調査票 … 162

あとがき … 165
索　引 … 167

看護師が行なう
2型糖尿病患者の療養支援

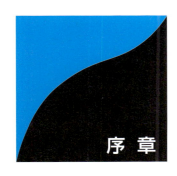
序章 患者の声に耳を傾ける

　糖尿病になると、「食事の制限をしなくてはならない」とか「身体を動かさなくてはならない」とか指導を受ける。しかし、生活習慣を変更することは、容易なことではない。看護師が行なう2型糖尿病患者への療養支援とは、患者が可能なかぎり精神的負担感が少なく血糖コントロールが継続できるよう支援することである。逆に言えば、継続するのに容易なことではないから"支援"が必要なのである。私たち支援者は、検査の数値から患者の血糖コントロール状態を評価しているが、どうすることが患者の支援として有効なのか、ということをどれだけわかっているのであろうか？ いや、それ以前に、糖尿病と診断された患者がどのような療養生活を送っているのか、そして糖尿病という病気によってどのような辛さを感じているのか、つまり、患者が現にどのような経験をしているのかをわかろうとしてきただろうか？ それを抜きにして支援を語ることはでいない。私たちはまず、患者に尋ねる必要がある。

　糖尿病患者の療養生活は、これまでの生活習慣を修正し、糖尿病の治療として必要とされている生活習慣を獲得することであるが、彼らはそこで新たな経験をしていると考えられる。それはどんな経験なのか、患者自身が語る言葉に耳を傾けることから始めよう。

食べることが大好きで隠れてでも食べたい患者

Aさん(50代、男性)

　……僕は食べるのが大好きです。特に甘いものが食べたくて仕方ない。だけど、会社で部下がお茶と一緒に饅頭やクッキーなどを配った時は、僕は糖尿病だからと言って断っている。会社の人に自分は糖尿病だと言ってしまったから、断るしかない。治療をしていないと思われたくないから。
　……ご飯は妻が考えて作ってくれています。昼は社員食堂でカロリーが少ない昼食を食べていますが、それでは絶対に足りない。だから、隠れて食べています。トイレに隠れて食べる時もあります。そういう自分を可哀そうだと思い、涙が出てくる。
　……家では自分でお菓子箱を作っており、押入れに隠している。そして、お菓子箱

にはいつも沢山のお菓子類を入れて、それを食べるのが楽しみ。妻は本当にやさしい人だから、お菓子箱のことは知っているけど何も言いません。
……毎日、家の周囲を1時間くらい歩いています。でも、その途中にローソンがある。店があるのに寄らないわけにはいかない。チョコレートが好きだから、チョコと甘い飲み物を買って飲む。おいしいです!「歩いているから大丈夫」と思えるから本当においしい。そのうち、途中で食べるのが歩くことの楽しみとなってしまいました。

糖尿病は私の人生を奪ってしまったと訴える患者

Bさん(50代、女性)

……糖尿病は私からすべてを奪いました。私たち夫婦は食べ歩きが趣味でした。新しいレストランができれば、食べに行き、美味しいケーキ屋できたと聞いたらすぐに買いに行って食べていました。糖尿病になってから、できなくなりました。だけど、主人は、新しいケーキ屋の情報が入ったら「買いに行け」と言うし、買ってきても私は食べられない。私は太っているけど、主人は細くて、病気は何もないから、自分は大丈夫と思っているから、私が食べられないことは理解してくれない。

……近所の主婦とおしゃべりしていて、「主人は忙しいらしく、最近は帰りが遅いのよ」と話したら、「あなたのご主人が女性と二人で楽しそうに食事をしていたわよ」と言われ、ショックだった。まさかと思い、そのレストランに行ってみた。そこで、主人が女性と二人なのを見てしまいました。それからは、主人のことが許せません。今も続いているようです。私は、別れたいけど、これまで専業主婦をしてきたから、子供のために別れるわけにいきません。私は我慢するしかありません。糖尿病は私からすべてを奪ったのです。こんなこと、誰にも話したことありません。誰も聞きたくないですよね。

Bさんは涙を流しながら話された。涙が止まったとき、私は「私に話してくださってありがとうございます。糖尿病はあなたにとっては、本当に酷い病気ですね」と話しかけた。Bさんは再び涙を流された。私は「お子様はいかがですか?」と尋ねた。

あぁ、子供は良くしてくれます。長男は、私が腹が立って自棄(やけ)食いをしていると、「そんなに食べていいの?」と心配してくれています。二男は買い物に一緒に行ってくれたり、重いものは身体に良くないからと手伝ってくれたり、本当に良くしてくれます。主人のこともうすうす感じているようで、「お母さん、放っとけ!」と言うときもあります。

……ありがとうございます。私は、主人のことで頭がいっぱいで、毎日泣いて暮らしていました。私の見えないところで浮気をしてくれるのならいいですが、近くの方のようで、近所の方から主人がどこにいたとか教えてくれる人がいるから、外に

出るのも嫌で…。だから、買い物は子供と一緒に行くことにして、他は病院に受診に来るだけです。（しばらくの沈黙の後）そうでした。息子たちは私のことを大切にしてくれています。私は、主人のことが頭から離れず、子供が良くしてくれていることに気づいていませんでした。
……二男は私の影響なのか、医療関係に進みたいと言っています。糖尿病がすべてを奪ったわけではないですね。

そう言って、Bさんはかすかな笑みをこぼされた。

どことなくよそよそしく、接しにくい患者

Cさん（50代、女性）

　私は、看護師さんとは話したくありません。だって、看護師さんは病気のことを周囲の人に言ったほうがいいと言うでしょう？　私は絶対に言いたくないの。だって、皆は糖尿病は食べすぎの病気って思っているでしょう。私はそんなことないのよ。お料理だって体のことを考えて作っているし、糖尿病になる前からそうしていたのに、糖尿病って言われたのよ。だから、私は絶対に糖尿病であることを誰にも言いません。主人にも子供にも言っていません。私は、良くない患者ですから、看護師さんの言うとおりにはできません。

Cさんは、非常に険しい顔で話された。私は「よくわかりました。私は、糖尿病であることを言いたくなければ言わなくてもいいと思っていますけれど。…どなたかがあなたに、糖尿病であることを言うように言われたのですか」と尋ねた。

　看護師さんは、糖尿病であることを人に伝えたほうが協力が得られるから、そのほうがいいと言うに決まっています。でも、私は誰の協力も要りません。私は、料理も考えてしているし、先生（医師）に薬を出していただければそれでいいです。看護師さんの力は要りません。

それに対して、私は「よくわかりました。私は何も協力はできないかもしれませんが、Cさんは身体のことを大切に考えてちゃんと生活されていらっしゃる。そうですよね。皆が皆、食べ過ぎだけで病気になるわけでもないし、体質もあるし。糖尿病であることを言わないと治療ができにくい人もいれば、自分で頑張れる人もいますよね。誰がどのような状況で、あなたに糖尿病であることを周囲にも伝えるように勧めたのかわかりませんが、そのことが、あなたにとっては非常に嫌なことであったことは事実です。すみませんでした」と応じた。すると、

　私ね、もしかしたら、言われていないかもしれません。何か、糖尿病の治療をするうえで、大切な調査ですとか言われて答えさせられた時に、調査票にそう書いてあっただけかもしれません。でも、私は本当に糖尿病のことを誰にも言いたくな

かった。だから、余計にイライラしたのかもしれない。いま、すっきりしました。言わなくていてもいいですか？
（私：うなずく）

　私は、今はちょっとコントロールが悪いけど、自分で頑張れますから、言いたくありません。このスタンスでいいですか？
（私：うなずく）

　この後、どのような料理をすればカロリーが下げられるかなど、一緒に話し合うことができた。Cさんは、にこにこしながら「今日は、お話しできてよかったです」と言って帰られた。

確実に効果の上がる方法を求める理知的な患者

Dさん（40代、男性）

　……僕は、これまでなんでも頑張ってきました。どちらかと言えば、出世街道を走ってきましたから、糖尿病の治療だけすればよいのなら、治す自信はあります。だけど、男は仕事が一番、女房子供の食べる分を稼がなくてはいけませんから、当然、接待も多いし、仕事は無理をしますよ。仕方ないです。私は、"これだけすればよい。これをすれば血糖が下がる"ということを教えてもらえれば、なんでもしますよ。運動が良いと聞いた時は、本当にストイックに頑張りました。トレーニングジムで汗を流し、日曜日にはジョギングをしました。だけど、体重も減りませんでしたし、血糖も改善しませんでした。だから、諦めました。本当にこうすればよいという方法があったら、教えてください。

　私は、「これをしたら治るということがあったら、本当にいいですね。私も、そう思います。ただ、生活習慣は生活行動の積み重ねですから、少なくとも、1つですべてOKにはならないでしょうね。運動を頑張っていらっしゃった時は、食事はどうでしたか？薬は、飲めていましたか？」と尋ねた。

　運動したら食欲は亢進します。僕は本当にご飯が大好きで。…でも、今は、1回の食事に1合と決めています。以前は2合食べていました。薬はのめる時はのみますよ。でも、接待の時なんかはのみません。僕は人に気を遣われるのが大嫌いですから。
　……妻も、最初あれこれ言っていましたが、言わなくなりました。言われるのが大嫌いな僕の性格を知っているからでしょう。だけど、何回も僕が入院することで辛い思いをしていると思いますよ。だって、糖尿病は食事が関係するから、何回も栄養指導に呼び出されるわけですから。彼女も忙しいのに可哀そうです。
　……自分にとっては、仕事のストレスと体重が相関しています。ただ、以前の仕事場では休むことは考えられませんでした。この度、勤務場所の移動があり、ちょっ

と気分的にも楽になったので、頑張れますから、何回も言うようですけど、これだけすればよいということ、それだけを教えてください。

私は、「わかりました。1つ言うとしたら、食事を今の半分にすることです」と応じた。すると、Dさんは、

それはできないな。だから、楽にできることを教えてくださいよ。

そう言って笑われた。しかし、その後、Dさんはできることを1つひとつ重ねながら、血糖コントロールができるようになっていった。

入院治療は無理なことを訴える患者

Eさん(30代、女性)

……先生は、血糖が高い状態が続いているから入院して治療をするように言われるけど、私は入院はできなくて…。私は入院したら…もう、仕事もなくなるし、健康保険が払えなくなると思うから…。頑張って仕事をするしかありません。どうしたらよいでしょうか？親も頼れないし、頑張るしかないのです。それと、仕事場の近くの小さい食堂みたいなところのママさんが、私のことを考えて食事を作ってくれる。それ以外は、カップラーメンとかになる。仕事を辞めたら、そこにも行けなくなるから、もっと病気が悪くなると思う。そこは、夜中でもいつでも、私が行ったら「あんたのことを考えてローカロリーのご飯を作ってあげるね」って、食べさせてもらえる。

私は「そう、特別に作ってもらえるの。それは、嬉しいですね」と同調してから、仕事を辞めるとそこに行けなくなるのはどうしてですか？」と尋ねた。

だって、そこは夜中しかやっていないし。私の仕事は、もう働くにはぎりぎりの歳だから、入院すると言ったら、その日からもう終わりですよ。他に若くてきれいな子はたくさんいるし。今は常連さんがいるからいいけど、2週間も店に出なかったら、もう終わりです。そんな世界ですから。

Eさんは、いわゆる夜の仕事をされている方で、困難な事情を抱えていることが察しられた。私は、「入院すると、お仕事への影響が非常に大きいということですね。現在の血糖の状況についてはどのように考えていらっしゃるのですか？」と尋ねた。

良くないと思っています。心配です。だけど、仕方がありません。
……今は、食べる前には必ず、インスリンを忘れないように注射することと、チョコレートやフライ類はできるだけ食べないようにしているのですが。
……良くならないので…どうしたらいいでしょう？でも、入院はできない。

私は、入院しなくて血糖コントロールを改善できる方法を一緒に考えていくことを提案した。Eさんは、「何でもします。教えてください」と言い、一日の生活の仕方について丁寧に話してくれた。

　私は、とりあえず彼女ができそうなことを提案するとともに、医師から入院を勧められた時に夜の仕事の話はしたくないというEさんの気持ちを理解して、入院できない理由をどう説明するかを一緒に考えた。そして「最近、犬を飼ったから入院ができない。毎朝、犬と散歩することにしたから、たぶん、もう少し血糖を下げられると思う」と言うことにした。

　その後、彼女は本当に犬を飼い、犬との散歩を朝と夕2回することになった。それまで仕事以外ほとんど家にいて動かない生活だったのが、健康的な方向に修正できていった。生活リズムを調整することで血糖のコントロールも改善した。

糖尿病でも「食べないと元気が出ない」と言い放つ患者

Fさん（60代、女性）

　……あんたな、誰が何と言おうと、人間は食べないと元気は出ない。うちの主人は美味しい野菜をいっぱい作ってくれる。主人は動くことが大好きで、私は食べることが大好きなの。私に「食べ！食べ！」と言ってくれる。本当にやさしい。大福餅もよく買って来てくれる。10個買って私が8個で、主人は2個くらいかな。

　……私は糖尿病は合併症が出たら怖いと思うけど、食べないと元気が出なくなるから、食べることは大切なのよ。栄養士さんから聞いた食事の量だと私は元気が出なくなって、主人も心配して、やっぱり食べないといけないと思ったのよ。

　……今日も栄養指導を受けに行く。私は3か月に1回くらいは栄養指導を受けることにしているのよ。私の摂取量は1,600 kcalと言われているから、1,800 kcalくらいの食事量を書いてきたのよ。（栄養指導の所定の用紙に3日間の食事摂取量を記述したものを見せながら）だいたいそんなものでしょ？ちょっとくらい多めにしていくと、栄養士さんも指導しやすいと思って。

　私は、「これから食事指導を受けられるのですか？ これくらいの食事ならだいたい1,800 kcalとカロリーの計算もとてもよくできているのに、どうして、定期的に栄養指導を受けられるのですか？」と尋ねた。

　　私は薬だけは飲んでいるけど、血糖のコントロールも悪いし、太っているし、まじめそうに栄養指導ぐらいは行っておかないと、先生に「この患者はダメな患者」と思われるでしょう。私ね、先生だけには良い患者でいたいのよ。たくさん食べていることも言っているけど、頑張っているようには見せたいの。だからね、栄養指導には行くのよ。

　……わかっているよ。栄養計算だって毎回同じことを言われるのだから、馬鹿でも

理解できるわよ。私は、皆に食事のことを言われたくないの。だから、頑張っている風を装っているのよ。
　……私はすき焼きを1週間に3回食べる。美味しいお肉をいっぱい食べるの。そしたら、元気が出るのよ。

　私が、「美味しいお肉や大福餅をたくさん食べると元気が出るのですね。Fさんはそれだけの量を食べないと元気が出ないので、元気がなくなるのが嫌だからたくさん食べたいし、そのためには食事を制限することを言われたくない。でも、先生に診てもらうには良い患者でいたいので栄養指導には通っている、ということですか？」と確認すると、

　そうそう。あんたな、食べないと元気出んから食べたほうがいいで。美味しいものを食べられないなんて、私は嫌。合併症は怖いけど、びくびくしないで元気で暮らしたほうが体にもいいと思っている。食べ過ぎて体に悪いより、元気が出ないほうが体には悪いと思う。

　と言うのであった。私は、「食べ過ぎて体に悪いより、元気がなくなるほうが体に悪いと思っていらっしゃるのですね。ということは、食べ過ぎることも体に悪いとは思っていらっしゃるのですか？」と応じた。

　そう、わっているで。自分としては、よくわかっている。自分ではできる範囲で頑張ろうと思っているけど、できないことがわかるから、それなら、食べないで我慢して病気になるよりは、食べて元気でいようと思う。誰だって、病気になりたくないし、合併症は怖いから。
　……私にとっては辛い病気なのよ。

　明るく言い放つFさんにとっても、糖尿病は「辛い病気」なのであった。

病気によってたくさんの気づきを得た患者

Gさん（30代、男性）

　……突然に目の前が真っ赤になって、それから見えなくなりました。これまで何も考えていませんでした。スポーツもしていましたし、太るといっても5kg程度でした。糖尿病があることを知ってびっくりしました。
　……どの程度目が見えるようになるかはわからないと眼科の先生に言われた時は本当にショックでした。ですが、どうにかうまくいって、車の運転はできなくなりましたが、本とか新聞が読めるので、本当にうれしく思っています。字が読めなくなることは怖かったです。仕事ができなくなりますから。
　……ただ、今となっては、この病気は私にとっての人生に対する警告だったのだと思います。これまでは、仕事と自分のためにしか動いていませんでした。ボラン

ティアで子供たちに柔道を教えていましたが、それも、自分の趣味のためでした。
……妻には、私のために食事の献立を考えないようにしてほしいと言っています。できるだけ今までどおりの献立を作ってほしい。妻にも子供にも迷惑をかけたくないから。それと、美味しそうに食べている子供の姿を見るのが今は楽しみだからです。これまでは、自分が食べることに一生懸命で、周囲の人への気遣いをしていなかった。今は、自分がカロリーを考えながらゆっくりと食べるので、妻が食事中にどれくらい気遣いをしているか、子供がどんな笑顔で食べているのか、ゆっくりと観察できるようになった。そして、食事中に子供たちに話しかけることができるようになった。おかげで子供たちのことがよくわかるようになりました。やっと、父親としての関わりができるようになったって感じです。
……趣味の柔道は、少しずつ、体力を戻して自分の本来のレベルまで戻すという目標をもって体力トレーニングをしています。

私はとてもいい話が聞けたように思い、「お話しくださっている状況が目に見えるようです。ありがとうございます」と言ってから、「あなたにとって、網膜症も含めて糖尿病という病気をどのように考えていらっしゃいますか？」と尋ねた。

　自分にとって、突然の糖尿病の診断は衝撃でしたが、必要なことでした。どうにもならないようになる前に、教えてもらった感じです。体だけではなく心理的な部分においても、非常に良い気づきをすることができました。ここまで回復させていただいた先生方に感謝することと、これまで自分勝手をしてきた自分を家族が許してくれたことに、今は本当に感謝していますよ。だから良いと言われることは絶対にしますよ。子供たちが独り立ちするまでは絶対に元気で頑張りますよ。

Gさんは穏やかな表情で、静かに話してくれた。

親の糖尿病から糖尿病の怖さをよく知っている患者

Hさん（30代、男性）

……父親が糖尿病ですから、いずれ、自分もなるかもしれないと思っていました。しかし、大学卒業後、次第に太り、良くないと思いながら、ダイエットもしていました。でも、痩せなくて。ある日、母親にトイレの臭いが気になるから病院に行くようにと言われ、受診しました。やっぱり、糖尿病でした。がっくりきました。
……父親を見ていましたから。なかなか食事療法ができないでいる父親を見ていましたから。父は、母が作った食事に文句を言いながら食べていました。腎不全になって透析をしていました。怖い病気だなと思いました。…ショックですが頑張るしかありません。

私は、「お父さんの病気とあなたの病気を重ねてみていらっしゃるということで

しょうか?」と尋ねた。

　そうですね。自分もあのようになるのかなとは思いますね。ただ、現段階では合併症らしきものはないので、頑張ろうって思います。親父の場合は、糖尿病がわかった段階で合併症も出ていましたから。なのに、何も気をつけないから、周囲の者はハラハラしていました。反面教師ですね。幸い母親が気づいてくれたので、自分としては、合併症が出ていないので頑張るしかないと思っています。
……糖尿病という病気のイメージは、僕はめちゃくちゃ悪いですから。だから、ショックですよ。とりあえず、薬は飲みます。ただ、海外出張が多いので、どのくらい食事療法が継続できるかはわかりません。出張先では頑張って歩いて、そして、食事は接待といえども食べられないときは断るように努力しています。東南アジア系の接待はめちゃくちゃ沢山の料理が出てきます。これまでは、食べないといけないと思っていましたが、今は、もともと食べられない量なんだと思って、無理はしないようにしています。それと、泊まるホテルはすべてスポーツジムがあるホテルを利用するようにして、毎日、通うようにしています。そのために、日本より自分の時間が持てて、うまくコントロールできています。

　私は、Hさんが自分の状況をしっかりと受けとめていることを支持し、この先もコントロールを維持していけるよう、よき支援者でありたいと思った。

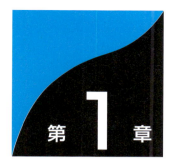

第1章 患者の行動と心理を知る

1 食事療法を続けるということ
2 患者が自ら行なっている工夫や努力
  2型糖尿病患者の食事自己管理行動質問紙の作成
3 運動療法(推奨された身体活動)に関する自己管理行動
  2型糖尿病患者の身体活動調査票の開発

1 食事療法を続けるということ

　糖尿病患者にとって食事に関する自己管理は極めて重要である。何をどれだけ食べるかといった栄養学的な指導を受けて、多くの糖尿病患者は日々の生活の中で食事療法を行なうためにさまざまに工夫し努力している。しかし日常生活の中には、空腹感だけでなく、食事を楽しみたい欲求や、仕事に関連した接待や友人からの外食の誘いなど、患者の食事療法の継続を困難にする要因が多く存在している。制約がある生活は、イライラを募らせることも多いであろう。食事療法の継続が困難であり、食べすぎてしまうことが病状の進行に大きく影響している[1~3]。食事療法を困難にする要因に対して、患者自身が新たな行動変容に向けてチャレンジでき、食事療法を中断することなく継続できるように支援することが看護の課題となる。看護師として重要なことは、食事摂取量やHbA$_{1c}$などの臨床データを把握するとともに、患者が行なっているさまざまな努力をよく聞き、その努力を認めることである。その上で行動を的確に評価し、改善すべき点や推奨する行動を具体的に提示していく必要がある[4]。

推奨されている食事療法

2型糖尿病患者の食事療法の目標は、血糖を正常もしくは正常に近い状態を維持し、可能な限り合併症の予防もしくはそのリスクを減らすことである。それには以下のことが重要である。

- 1日3回の食事回数を基本とし、規則正しく均等に摂取する。
- 血糖値、血圧、血清脂質のコントロール、体重の推移、年齢、性別、合併症の有無、エネルギー消費などから算出された摂取指示エネルギーを守る。
- 全エネルギーにおける3大栄養素の成分比率としては、炭水化物は全体のカロリーの50〜60％を摂取するのが好ましく、蛋白質は15〜20％、脂肪は25％未満に抑える。とくに、脂肪については、飽和脂肪酸[★1]の摂取量を7％未満にする。

人間にとって食行動とは何か

食行動は、採餌行動、調理行動、摂取、体内過程の4つの要素に分けられる[5]。すなわち、食材を選び（採餌行動）、次には、その食材を調理して食事を用意し（調理行動）、それを口に入れて食べる（摂取行動）、さらには食べたものが消化吸収されるまで（体内過程）をも含めて食行動とされる。毎日の食材をどこで購入するのか、どこまで調理されたものを買うのかといったことも食行動に含まれる。

人間の食行動は文化や社会環境の影響を大きく受けている。和食、洋食、中華など食文化の違いもあれば、「いつ、どこで、だれと」食べるかによっても影響を受ける。さらにはその日の気分や感情によって「食べたい」ものが変わり、食がすすんだり、その逆に食事が出されても食べられなかったり、消化吸収が悪かったりする経験は誰にもあるであろう。

人それぞれ味の好みがあり、「美味しい」ものを食べたいと願い、料理のバリエーションを楽しみたいとも思う。普段、われわれは食事に対して、栄養価よりも、それがいかに美味しいかという感情的な要因を重視していると言えるだろう。飢えから解放された人間は、空腹だから食べるだけではなく、食べることに楽しみを求めることが多くなる。そうして食文化が発達し、食生活はますます豊かになる。

人はみな体のために良い食品を食べたいと思っているはずである。健康志向に基づ

★1 飽和脂肪酸

飽和脂肪酸の多い食事はインスリン抵抗性を生じさせる。飽和脂肪酸はラードやバターなど肉類の脂肪や乳製品の脂肪、カップラーメンなどに多く含まれる。飽和脂肪酸は融点（融解温度）が高く、常温では固体で存在する。そのため、人間の体温（平熱）では体内で固まりやすく、血液の粘度を高めて流れにくくする。そのうえ中性脂肪や悪玉コレステロール（LDLコレステロール）の合成を促し、これらが血管壁に入り込みやすくする。とりすぎは動脈硬化、心筋梗塞や脳梗塞などの生活習慣病につながる。現代の日本人はこの飽和脂肪酸をとりすぎる傾向にあるので、注意を喚起する必要がある。

いて必要な栄養素を摂取するために選ばれている食品もある。しかし一方では、ストレス解消のために自棄食いしたり、仕事上の接待で少々無理しても相手に合わせて食べたり飲んだりしてしまうこともある[6]。人間の食行動は単純には決まらないのである。毎日の食行動にはさまざまな要因が交錯している。生活の中で食事療法を継続するということは、それらをコントロールすることである。しかし実際には、それはとてもむずかしいことである。むずかしさを理解し、当事者が体験している困難を推測することが、支援の出発点になる。

2 患者が自ら行なっている工夫や努力
2型糖尿病患者の食事自己管理行動質問紙の作成

これまで、糖尿病患者の食事を中心とした療養行動評価に関する研究としては、食事の摂取頻度に関するもの[7]、療養行動全般に関するもの[8〜11]、療養行動のための時間管理に関するもの[12]などがあり、自己管理行動を把握するための質問紙が開発されている。しかし、糖尿病患者が食事療法を継続するために栄養士の指導内容を日常生活に取り入れるためにどのような工夫を行なっているのか、また、「もっと食べたい」といった感情に対してどのように対処しているのかについては実態が明らかにされているとは言えない。

食欲求を刺激する状況については、KirkleyとFisher（1988）[1]がそれを触発する要因を、①個人内因子にもとづく要因（例えばイライラ、空腹感、陰性感情）、②環境的要因（外的誘惑。例えば、おいしそうな匂い、素敵なレストランがオープンするなど）、③対人関係にもとづく要因（仕事やつきあい。例えば接待、祝事、法事、忘年会など）に分類している[13]。これは禁酒や禁煙が守られない状況について示されたモデルをもとにしたものである。すなわち、糖尿病患者が食事療法から逸脱する状況は、禁酒や薬物への誘惑と同じ状況と考えられている。

筆者は、こうした状況下で、患者は実際どのような気持ちになり、どのように行動しているかを知りたいと思った。栄養指導を受けた患者に、それを実行するためにどのような工夫を行なっているのか、そして、食事療法を守るのが辛い状況においては、どのように考え、どのような行動をとっているのか、尋ねてみた。すると、患者が行なっている工夫や努力は、思っていた以上に多岐にわたっていた。

これらの患者の工夫や努力を、患者を取り巻く多くの人が知ったなら、その努力を認め、患者に対してより支援的に関わることができるのではないだろうか。

患者が行なっている行動をリストアップし、そうした行動をしているかどうかを尋ねる形に書きかえて質問紙にすれば、現在の患者の行動を把握するための手段として役立つであろう。また、患者においては、質問紙に回答することをとおして、他の人が行なっている工夫を知ることができるであろう。その上で、患者の条件を考慮した具体的な提案につなげることができれば、患者は自らの現実的な課題として受けとめるのではないだろうか。

以上のような考えに促されて、筆者らは、糖尿病患者の療養支援に有用な食事自己管理行動を的確に把握するための質問紙の開発[14]に研究として取り組んだ(☞研究の要約-1)。その結果、【栄養指導内容遵守の工夫】と【食事療法妨害要因への対処行動】の2領域からなる**食事自己管理行動質問紙(Dietary Self-Management Behavior Questionnaire；DSBQ)**が完成した。

質問紙の開発研究をすすめることは、とりもなおさず、患者の療養生活の実態を知ることであり、患者理解に近づく過程であった。図1-1は質問項目から抽出できた因子であり、質問紙の全体の因子構造を示している。表1-1、表1-2、表1-3として質問項目の一覧★2を示す。

以下、この順に従って患者が日常生活の中で行なっている食事行動の工夫や努力についてみていく。

栄養指導内容遵守の工夫

栄養指導内容遵守の工夫は、1)規則的な食生活、2)適正カロリー遵守の工夫、3)美味しく健康的な食事をする、から構成されている(図1-1)。

食事の規則性13項目(表1-1)と、適性カロリー遵守の工夫24項目(表1-2の質問❶〜㉔)、美味しく健康的な食事をするための工夫13項目(表1-2の質問㉕〜㊲)は、糖尿病の食事療法としてまさしく推奨されている内容である。これらは「食事療法を守るために日頃どのような工夫をされていますか」という質問に対して、患者より得られた語りの内容を分類整理したものであり、食事療法の基本的な側面を網羅している。質問項目のそれぞれは、2型糖尿病患者が、栄養指導の内容を把握し、日常生活の中で実行可能なものとして継続している行動である。これらは患者が実際に行なっている行動であり、具体的な療養行動として、患者に提案できるものである。

1) 規則的な食生活

食事の規則性を尋ねる質問紙(表1-1)には一般的に言われている必要項目はすべて抽出されている。

患者は、食事時間や食事内容において、良いと言われていることを日常生活に取り入れ、規則的にそれらを継続するための工夫を行なっている。

2型糖尿病の原因の1つは、食後のインスリン追加分泌が遅延する「インスリン初期分泌低下」であり、食後の高血糖であると言われている。すなわち、多量の食事を一度に摂取すると、血糖が急激に上昇してもインスリン追加分泌が遅れるために、食後高血糖状態が持続することが考えられる。また、頻回の食事や間食が多いと、血糖値が下がることなく高血糖が持続する危険もある。さらに、高血糖状態が続くことに

★2 質問項目の順番
表1-2、表1-3および後出の表1-4に掲載した項目の順番は、本文と照合するように整えられている。これを実際に質問紙の質問項目として使用する場合は、順不同であることが望ましい。質問紙の実例は巻末付録を参照。

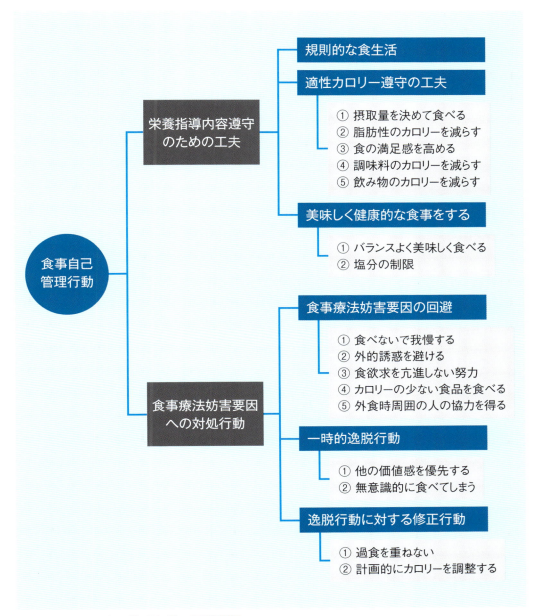

図 1-1 ● 食事自己管理行動の因子構造

よって、さらにヘモグロビンタンパクが糖化され、インスリン分泌不全に陥ると言われている[15,16]。それゆえ、糖尿病患者は可能な限り、1日に必要な食事量を規則的に3回に分けて食べることを基本とする。

しかし、発症前の食事摂取量と比較すると指示された摂取量は明らかに少ないので、食間の空腹感を我慢することが辛く、間食してしまう患者が多いのである。食事指導においては、間食の有無を尋ねることや、間食に何を摂取しているのかを尋ねることが重要になってくる。

表 1-1 ● 食事の規則性に関する質問

現在のあなたの生活についてお尋ねします。もっともよく当てはまるものの番号を1つだけ選び、○をつけてください。もしくは、【 】の中に数字を記入してください。

1. 一日に食事は何回されますか。　(1)2回　　(2)3回　　(3)4回以上
2. 朝食を食べる回数は週に何回ですか。
　　　(1)毎朝食べる　　(2)5～6回/週　　(3)3～4回/週
　　　(4)1～2回/週　　(5)食べない
3. 朝食を決まった時間に食べる方にお伺いします。朝食は何時ごろに食べますか。
　　　だいたい【　　】時ごろ
4. 昼食の食べ方についてお答えください。
　　　(1)毎日決まった時間に食べる　　(2)日によって時間が異なるが毎日食べる
　　　(3)食べる日と食べない日がある　　(4)食べない
5. 夕食を食べ始めるのは何時ごろですか。
　　　(1)午後6～7時　　(2)午後7～8時　　(3)午後8～9時
　　　(4)9時以降　　(5)日によって異なる
6. 夕食に要する時間(食べ始めてから終わるまで)はどれくらいですか。
　　　(1)15分以下　　(2)15～30分　　(3)30～45分
　　　(4)45分～1時間　　(5)1～2時間　　(6)2時間以上
7. 夕食を食べ方についてお答えください。
　　　(1)毎日決まった時間に食べる　　(2)日によって時間が異なるが毎日食べる
　　　(3)食べる日と食べない日がある　　(4)食べない
8. 外食をする頻度はどの程度ですか。朝食・夕食・間食全てを含めてお答えください。
　　　朝食【　　】回/月　　昼食【　　】回/月　　夕食【　　】回/月
9. 外食のうち、接待や商談などの仕事関係での外食はどの程度ありますか。
　　　だいたい【　　】割程度
10. 食事以外に間食や夜食を食べる頻度を教えてください。
　　　(1)毎日食べる/【　　】回/日　　(2)食べる日と食べない日がある/【　　】回/週
　　　(3)ほとんど食べない/【　　】回/月程度もしくは1回/月以下　　(4)食べない
11. 間食をする時間帯はいつですか。複数回答でお願いします。
　　　(1)朝食から昼食の間　　(2)昼食から夕食の間(15時ごろ)
　　　(3)夕食前　　(4)夕食後　　(5)就寝前
12. 喫煙状況についてお答えください
　　　(1)現在吸っている/喫煙を始めてから【　　】年×【　　】本/日　吸っている
　　　(2)過去に吸っていた/【　　】年間吸っていた×【　　】本/日　吸っていた
　　　(3)喫煙経験なし
13. お酒を飲む頻度はどの程度ですか。
　　　(1)毎日飲む　　(2)飲む日と飲まない日がある/【　　】回/週
　　　(3)ほとんど飲まない/【　　】回/月程度もしくは1回/月以下
　　　(4)まったく飲まない
　　　お酒を飲む方にお伺いします。お酒の種類と量と頻度についてお答えください。
　　　(具体：　　　　　　　　　　　　　　　　　　　　　　　　　　　　　　　)

表 1-2 ● 栄養指導内容遵守の工夫

1. 肉類は1回の使用量を決めて食べている（50 g～100 g程度）
2. 食品の重さ（グラム数）とカロリー（単位数）は目分量で把握し計算している
3. カロリー標示のある食品はカロリーを確認して使うようにしている
4. 菓子類は量を決めて食べる
5. 魚は小さい切り身なら1切れ、大きいものなら半切れを目安に食べている
6. 買ってきた食品や、作った料理が多いときは1回分ずつの量に分けて保管（冷凍するなど）している
7. ご飯は1回分ずつ量って食べるようにしている
8. 果物は1単位までと決めて食べている
9. 漬物や佃煮はご飯を食べすぎるから食べないようにしている
10. 炒めものをする時は油の量を少なくしている（焦げない鍋を使うなど）
11. 肉は脂身の少ないものを食べるようにしている
12. 動物性脂肪より植物性脂肪を摂るようにしている
13. 肉はしゃぶしゃぶなど脂肪分が抜ける料理を食べるようにしている
14. よく噛んで食べるようにしている
15. ゆっくり味わって食べるようにしている
16. 盛り付けは彩りや器を考えるなど豪華に見えるよう工夫している
17. カロリーの少ない食品（サラダなど）を多く食べることで満腹感を得るようにしている
18. 低カロリーの食品を使っておかずの数を増やしている
19. 甘味料はカロリーの少ない人工甘味料を使うようにしている
20. 煮物には砂糖を使わないようにしている
21. 煮物にはみりんを使わないようにしている
22. 甘い飲み物は飲まないようにしている
23. コーヒー、紅茶にはカロリーの少ない人工甘味料を使うようにしている
24. コーヒー、紅茶にはミルクを入れないようにしている
25. 野菜を多く食べるようにしている
26. 肉か魚の料理を1品と後は野菜料理を食べるようにしている
27. 調味料を減らすために、だし汁を濃くして旨味を引き出すようにしている
28. 薄味を補うために酢（酢橘、レモンなども含む）を使うようにしている
29. 全体のエネルギー量の60％を炭水化物で摂取するためにイモ類やレンコン等のおかずを食べるようにしている
30. 少量ずつ多くの種類の食品を食べるようにしている
31. 味噌汁やスープは具を多くするようにしている
32. 薄味を補うために香辛料を使うようにしている
33. 汁物は食べないようにしている
34. 麺類などの汁は飲まないようにしている
35. 全体的に薄味にしている
36. 濃い味付けの食物は食べないようにしている
37. ソース、醤油、ドレッシングなどはかける量を少なくしている

表 1-3 ● 食事療法妨害要因への対処行動

① 空腹感があっても食べないようにしている
② イライラした時はカロリーを考えて食べるようにしている
③ イライラしても食べないようにしている
④ 菓子類は食べない。いただいた時は身近な人に食べてもらうようにしている
⑤ お茶菓子は嗜好の変化などを理由に断るようにしている
⑥ 食べたいと思った時は合併症の恐怖を思い出すようにしている
⑦ あらかじめ買う食品を決めてから買い物に行くようにしている
⑧ 胃を小さくするために飲食の量を全体的に少なくしている
⑨ 食事は1人でするようにしている
⑩ 大食の人(世代の違う家族など)とは一緒に食事をしない
⑪ 人が食事をしているときはその場にいないようにしている
⑫ 飲んだり食べたりする会には参加しないようにしている
⑬ 外食はしないようにしている
⑭ 空腹感がある時は血糖値が正常に近い状態だと思うようにしている
⑮ お腹が空いている時は買い物に行かないようにしている
⑯ ストレスで食べすぎないように気分転換をしている
⑰ 空腹感がある時は低カロリーのものを食べている
⑱ 空腹感がある時はお水やお茶を飲んでいる
⑲ 計画的に食べて良い日を決めて、その時は食べるようにしている
⑳ 外食の時は、食べる前にカロリー計算をして食べる量を決めてから食べるようにしている
㉑ 外食の時は、カロリーの低いもの(野菜など)を中心に食べるようにしている
㉒ 外食の時は、野菜が多く入っている料理を注文する
㉓ 外食の時は、自分だけ別の低カロリーメニューを注文している
㉔ 食べ過ぎないために、外食は余る分を食べてくれる人(家族、親しい友人など)とするようにしている
㉕ 食べすぎを注意してくれる人と一緒に外食している
㉖ 病気であることを理由に飲酒の勧めを断るようにしている
㉗ 外食の時は食事療法のことは考えないで食べている
㉘ 対人関係を重視する必要のある時は、周囲の人に合わせて普通に食べている
㉙ 食べ始めると途中で止めることができず、最後まで食べている
㉚ 食べ物を粗末にできないと思う気持ちから、多いと思っても残すことができずに食べている
㉛ 人が集まるとお茶と一緒に菓子類(ケーキ、饅頭など)を食べている
㉜ イライラした時はいつの間にか何か食べている
㉝ 空腹感が強い時は満足感が得られるものを食べている
㉞ 目の前に美味しそうなものがあれば食べている
㉟ 食べすぎが重ならないようにしている
㊱ 食べ過ぎた時は、次の食事を少なくしている
㊲ 過食が予測される場合は、その食事の前後の食事の摂取カロリーを減らしている
㊳ 過食が予測される場合は、一定期間(1週間～10日程度)厳密にカロリーの制限をしている
㊴ 食べ過ぎた時は運動量を増やすようにしている

また、外食の頻度が高くなると、摂取カロリーだけでなく、脂質や蛋白質の過剰摂取、さらには塩分の過剰摂取につながる危険性が高い。それゆえ、外食の頻度を減らす工夫も必要となってくる。患者は、「不思議ですね。外食の後は、そんなに食べていないと思うのに、妙に喉が渇きますね。塩分が多いということでしょうね」とか、外食が続くと「少し体重が増える気がします」などと発言し、外食の食事内容に関する危険性に気づいている。しかし、「商談などで、外食は避けられない」患者も多く、日常生活の中で3度の食事をどのようにとっていくのかは、患者にとって大きな課題である。

　このように、食事回数や食事の所要時間などは、患者の食事パターンを把握するための必須項目である。それらの日常の習慣は肥満指数や皮下脂肪厚に関連している[15]。糖尿病患者は日々、食事の摂取量、食事の時間、食事内容などを考えながら生活する必要があるということである。

2）適正カロリー遵守の工夫

　適正カロリーを守るための工夫は、① 摂取量を決めて食べる工夫、② 脂肪性のカロリーを減らす工夫、③ 食の満足感を高める工夫、④ 調味料のカロリーを減らす工夫、⑤ 飲み物のカロリーを減らす工夫の5つに分けられた（図1-1）。適正カロリーを遵守することはインスリン需要量を減らし、分泌不足を補ううえで極めて重要である[14]。

摂取量を決めて食べる工夫　　表1-2の質問❶～❾

　食事量を計測するなどして、それ以上食べられない状況をつくる行動や、食欲求が亢進する食材を食べないようにして、極力摂取量を減らすための工夫である。

脂肪性のカロリーを減らす工夫　　表1-2の質問❿～⓮

　脂肪分の多い食品については、食品に含まれる脂肪をできるだけ流すような調理法や、調理時の油の使用料を減らすための工夫である。

食の満足感を高める工夫　　表1-2の質問⓯～⓳

　食事摂取量が少ないなかでどうにか満足感を高めるための工夫である。お皿の数を増やし彩りをきれいにして視覚的に満足感を得るための工夫や、ゆっくり噛む、ゆっくり食べるなど、精神的にも満腹感が得られるような工夫をしている。調理をする人の愛情や、一緒にゆっくりと食べてくれる家族の存在なども重要である。

調味料のカロリーを減らす工夫　　表1-2の質問⓴～㉒

　主に煮物などに使用する糖分のカロリーを減らす工夫である。家庭によって煮物に使用する糖分の量はさまざまである。とくに甘い味付けを好む家庭では重要な工夫となる。これも家族の協力が必要であろう。

飲み物のカロリーを減らす工夫　　表1-2の質問㉓～㉕

　甘い飲み物を飲まないための工夫である。ジュース類を飲まないとか、コーヒーに砂糖やミルクを入れないといった工夫である。甘いものが大好きだった患者にとっては努力を要する。「甘いコーヒー牛乳が飲みたい。ほっとするよね」などと、甘い飲料が飲めないことは非常に辛いと語る患者もいる。

3）美味しく健康的な食事をするための工夫

多くの患者は、糖尿病発症前の食事摂取量と比較して、現在の摂取量が非常に少ないと感じている。そして逆に、摂取量が少な過ぎることはないか、栄養失調にならないかと気にかけている人もいた。自身の健康維持と、それに直結する食生活についての関心は非常に高い。多くの種類の食品を摂取することはビタミンやミネラルなどの摂取不足を補うためにも重要[17]である。さらに、炭水化物、蛋白質、脂質、ビタミン・ミネラル等をバランスよく摂取することは、微小血管障害および大血管障害のリスクファクターを軽減できる[18]。また、塩分制限は、高血圧の予防だけでなく、飲酒制限やカロリー摂取制限につながり、合併症のリスクを下げる[19]。こうした知識を多くの患者が持っていて、食事摂取量を減らす工夫と同時にバランスよく美味しく食べる工夫をしている。

健康的な食事をするための工夫は、① バランスよく美味しく食べる工夫、② 塩分制限の工夫の2つに分けられた（図1-1）。

バランスよく美味しく食べる工夫　表1-2の質問❷❺～❸❶

摂取カロリーを抑えながら美味しく食べるための工夫としては、品数を増やす、香辛料などを使用することによって味にバリエーションを付けるなどの工夫がある。

塩分制限の工夫　表1-2の質問❸❷～❸❼

塩分が濃いと言われている食品を極力食べないように意識している。「本当はうどんの汁はこれまで全部飲んでいた。もったいないし、美味しいしね。残すのは悪いと思っていたから。だけど、今は『すみません』と言って残しています」と話す患者は多い。食事のコントロールは、食べたいのを我慢するだけではない、複雑な思いが混在していることも私たちは知っておく必要がある。

食事療法妨害要因への対処行動

食事療法妨害要因への対処行動は、1）食事療法妨害要因の回避、2）一時的逸脱行動、3）逸脱行動に対する修正行動の3つの因子から構成されていた（図1-1）。

糖尿病患者が指示されている食事療法の範囲を超えて「もっと食べたい」という気持ちになる状況、すなわち食事療法妨害要因に遭遇する状況は、日常生活のあらゆる場面に存在しており、糖尿病患者にとっては、このような状況をどのように調整していくのかが、食事自己管理行動を継続する中での大きな課題である。

1）食事療法妨害要因の回避

食事療法妨害要因からの回避のための因子は、① 食べないで我慢する努力、② 外的誘惑を避ける努力、③ 食欲求を亢進させない努力、④ カロリーの少ない食品を食べる努力、⑤ 周囲の人の協力を得る努力の5つに分けられた（図1-1）。

食べないで我慢する努力　表1-3の質問❶～❽

文字通り「食べない」ことであり、そのための我慢である。食べない決断をしたり、断わる理由を用意したり、合併症の恐怖を思い出すことなども含まれる。

外的誘惑を避ける努力　　表1-3の質問❾～⓮

家族と共に食事をしない、外食の誘いは断わるなど、人間の本来の姿である共食[6]を避けるなどの項目が含まれる。これらは過食しないように調整している行動である。しかし、このような行動は患者にとって食の満足感が得られないばかりでなく、外出する機会を減少させ、また、友人や家族との食事といった楽しいイベントに参加できないという状況につながる。そうした状況は孤独感や疎外感をもたらすであろう[2,3]。看護師はまず、2型糖尿病患者の食事療法妨害要因の回避は苦痛な体験や感情を伴う行動であるということを知る必要がある。

食欲求を亢進させない努力　　表1-3の質問⓯～⓳

空腹感に対してもさまざまな対処法が考えられている。水を飲んでごまかしたり、気分転換を図ったりなど、涙ぐましい工夫や努力ではないだろうか。

以下は、とくに外食時の食事療法妨害要因への回避行動である。外食は一般的に炭水化物、油脂の摂取量が多くなる。濃厚な味付けが多いことや野菜不足など偏食を招くことが指摘されている[17]。心筋梗塞発症後の患者は、冠危険因子是正のための食行動として、"外食時のメニューや店の選択"や"周囲の人へのはたらきかけ"といった外的要因を調整するための行動をとっている[20]が、糖尿病患者も同様の外的要因を調整するためにさまざまな行動をとっている。

カロリーの低い食品を食べる努力　　表1-3の質問⓴～㉓
周囲の人の協力を得る努力　　表1-3の質問㉔～㉖

糖尿病で食事のコントロール中であることを告げて「弱い自分」を支えてもらう必要があると考えているのである。

2）一時的逸脱行動

人間である以上、思いどおりにいかないこともままある。食事自己管理行動から一時的に逸脱することもあって当たり前である。一時的逸脱行動に含まれる因子には ① 他の価値観を優先して食べる、② 無意識的に食べてしまうの2つがあった（図1-1）。

他の価値観を優先して食べる　　表1-3の質問㉗～㉚

糖尿病患者は食事療法から逸脱していることを自覚しながらも、「今日は、○○だから」などと何らかの理由づけをして過食してしまうことがある。

無意識に食べてしまう　　表1-3の質問㉜～㉞

食べていることに気づかないで、気がつくと食べていたという行動である。目の前に美味しそうなものがあれば自然に手が出るという行動は、人間にとってごく普通の行動である[5]。

無意識的に食べてしまうという行動は、食べ過ぎてはいけないという気持ちが強いほど食べたい感情が脳裏に浮かび、食欲求の強さが意識に上らない状況で習慣的に（自動的に）食べてしまう行動である。すなわち、気がつくと食べていたといった状況であり、修正することがむずかしい行動である[21]。糖尿病患者は、食べたい気持ちを抑えているがゆえに、抑制が効かない無意識的な食行動に発展する[5]ことが指摘され

ている。また、いったん抑制がとれると逆に制御ができない状況が強化され、過食する危険性が高くなるとも言われている[5]。

このような一時的逸脱行動は、その頻度が高くなることにより食事療法の継続が困難になる危険性があるばかりではなく、患者は過食した自分に対する罪悪感や無力感を体験する[2,3]危険性があることも報告されている。看護師は、患者が食事療法を継続することによる負担感に加えて、さらに逸脱したことに対する心理的な苦痛を強く感じていることを十分に理解してかかわる必要がある。

3）逸脱行動に対する修正行動

過食を重ねない　表1-3の質問㉟〜㊱
計画的にカロリーを調整する　表1-3の質問㊲〜㊳

以上の2因子は一時的逸脱行動を修正する行動である（図1-1）。2型糖尿病患者は、何らかの理由による過食や、知らず知らずのうちに食べ過ぎていた状況を修正するために、過食の前後において食事療法から完全に逸脱することを避け、食事療法を継続していく努力を行なっている。これらの修正行動は極めて重要である。

3　運動療法（推奨された身体活動）に関する自己管理行動

2型糖尿病患者の身体活動調査票の開発

2型糖尿病患者の身体活動は、血糖コントロールの改善や心血管病予防などに有効であり、定期的な身体活動が推奨されている[22]。そして、特別に時間をつくって運動するというだけではなく、家事動作や移動動作などの日常的な活動も血糖コントロール改善や心血管病予防に有効であることが明らかにされている[23,24]。その一方で、運動に対する苦手意識や時間的制約などの運動療法を継続する上での障害[25]が多く存在し、その遵守状況は低いことが報告されている[26]。糖尿病患者は推奨された身体活動を日常生活に取り入れて継続するためにさまざまな工夫や努力をしていると推察されるが、決めたとおりに実行するのはたやすいことではないのである。職業を持ち社会的な活動を続ける患者にとって、自己管理が重要であることは理解できていても、継続することは大変困難な課題である。

看護師による療養支援の目的は、患者が自己管理行動に関する知識や技術を身につけ、自己管理の障害となるものに対処し、効果的な自己管理を継続できるようにすることである。それには実行しやすいやり方や、それを継続するための方策をともに考えていく、個別的かつ教育的な関わりが必要である。看護師は、患者が自ら行なっている工夫や努力を認め、評価する。具体的な提案はそれに基づいていることが重要である。

これまで、糖尿病患者の身体活動をはじめとする自己管理行動に関しては、さまざ

表 1-4 ● 身体活動自己管理行動

① 歩数を増やすために買物をする時間を長くとるようにしている
② 歩数を増やすためにいろいろな店で買物をするようにしている
③ 歩数を増やすために買物に行く日数を増やすようにしている
④ 歩数を増やすために1日に行く買物の回数を増やすようにしている
⑤ 丁寧に掃除をするようにしている
⑥ 頻回に掃除をするようにしている
⑦ ささいな事でも人に頼まずに自分でするようにしている
⑧ 洗面や炊事の時は、つま先立ちをするようにしている
⑨ 電車やバスに乗る時は、できるだけ立つようにしている
⑩ エレベーターやエスカレーターをなるべく使わず、階段を使うようにしている
⑪ 歩く時や自転車に乗る時は速度を上げるようにしている
⑫ テレビを見ている時でも、足を動かすなどのストレッチ運動を行なうようにしている
⑬ どこか(駅や職場)へ移動する時は、活動量を増やすためにできるだけ歩いて行く、または自転車で行くようにしている
⑭ どこかへ行く時は、活動量を増やすために坂道や階段の多い道を通るようにしている
⑮ どこかへ移動する時はわざわざ遠回りをするようにしている
⑯ いつでも歩けるように、歩きやすい靴を履いている
⑰ 冬季は、昼間などの暖かい時間帯に活動するようにしている
⑱ 夏季は、午前中や夕方の涼しい時間帯に活動するようにしている
⑲ 夏季は、日陰などの涼しい場所で活動するようにしている
⑳ 運動することを楽しむために、公園の中や川沿いなどの景色がよいところで運動するようにしている
㉑ 歩くことを楽しむために、その日の気分でいろいろな場所を歩くようにしている
㉒ どれだけ歩いたかを把握するために歩数計(万歩計)を付けている
㉓ 目標を持って歩くために歩数計を付けている
㉔ 活動状況を記録することでやる気を維持するようにしている
㉕ 日課として時間を決めて運動するようにしている
㉖ 1週間のスケジュールの中に、運動の予定を入れている
㉗ 毎日同じ活動をすることで体調や体力を把握している
㉘ 運動をした日は、間食をする(量を増やす)ことで励みにしている
㉙ 運動した日は、食事の量を増やすことで励みにしている
㉚ 意識付けをするために家の中の目に付く場所に運動するための道具(ダンベルなど)を置いている
㉛ 家族や周囲の人に運動するように言ってもらうようにしている
㉜ 体重減少などの目標を持って活動するようにしている

まな観点から定量的評価が行なわれているが、患者が日常生活において実際にどんな身体活動を取り入れているか、また、継続するために彼ら自身どんな工夫をしているかについては十分な実態調査がなされていない。これらを把握するための調査票も用意されていない。そこで、前項と同様の問題意識にもとづき、2型糖尿病患者が行

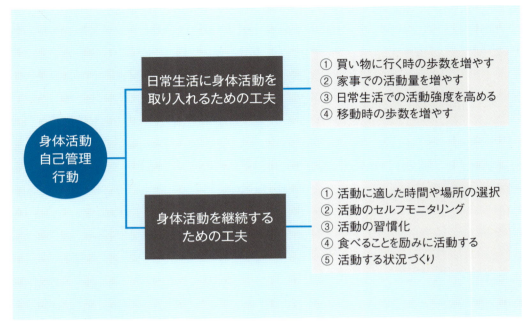

図 1-2 ● 身体活動自己管理行動の因子構造

なっている身体活動に関する自己管理行動を把握するための調査票を開発する研究を行なった（☞研究の要約-2）。

2型糖尿病患者の身体活動として32項目が抽出され（表1-4）、【日常生活に身体活動を取り入れるための工夫】と【身体活動を継続するための工夫】に大別された（図1-2）。

日常生活に身体活動を取り入れるための工夫

日常生活に身体活動を取り入れるために患者が行なっている工夫は、① 買い物に行く時の歩数を増やす、② 家事での活動量を増やす、③ 日常生活での活動強度を高める、④ 移動時の歩数を増やす、の4つの因子に分けられる（図1-2）。

買い物に行く時の歩数を増やす　　表1-4の質問❶〜❹

買い物をする時間や回数を増やすことによって、歩数を増やす工夫である。

家事での活動量を増やす　　表1-4の質問❺〜❽

掃除や料理をするなど自宅での家事活動を増やす努力をしている。

日常生活での活動強度を高める　　表1-4の質問❾〜❿

乗り物での移動中や、エスカレーターを使用しないで階段を使用する、歩き方を速くするなど、少しの時間を大切にして日常生活の中で活動を強化する工夫である。

移動時の歩数を増やす　　表1-4の質問⓭〜⓰

移動時を運動のチャンスととらえて、できるだけ歩くようにしている。そのためには足に合った歩きやすい靴を用意することも大事である。

これらは日常的に少しでも身体活動を強化しようとする工夫である。他人には見えない部分であるかもしれないが、患者は日々の生活の中でこのような細かな工夫を重ねながら生活しているのである。このようなちょっとした身体活動でも血糖コントロール改善や心血管病予防に有効であるとの報告がある[23,24]ので、現在行なえている日常的な工夫や努力にはとても重要な意味があるということを、しっかりと伝えていくのがよい。日々の活動の機敏性や活動速度が心死亡率やその予後に関連するとの報告[27]もある。活動量を増やすだけでなく活動を強化する工夫も重要であることを伝える必要がある。

身体活動を継続するための工夫

　表1-4の質問❶〜㉜にあげたのは身体活動を継続するための工夫である。それらは、① 活動に適した時間や場所の選択、② 活動のセルフモニタリング、③ 活動の習慣化、④ 食べることを励みに活動する、⑤ 活動する状況づくりに分類できる（図1-2）。

活動に適した時間や場所の選択　表1-4の質問❶〜㉑

気候や気分に合わせて活動しやすい時間帯を選び、さらに活動を楽しむために景色がよい場所に行くなどの工夫である。

活動のセルフモニタリング　表1-4の質問㉒〜㉔

歩数計を付けるなど、患者は活動量を意識し目標を持って活動している。

活動の習慣化　表1-4の質問㉕〜㉗

身体活動を計画的に行なうことを自己の体調のモニタリングに役立てている。それを習慣化することのメリットを見いだしている。

以上は患者が身体活動を継続するための工夫としてぜひ推奨したい工夫である。しかし、以下は逆にいささか気になる工夫である。

食べることを励みに活動する　表1-4の質問㉘、㉙

よく活動した日は間食を増やすことを励みにするなど、過食を許容するための工夫である。この工夫は身体活動を増やすためには効果があるであろう。しかし、運動を行なっているから食事療法をしなくてもよいというわけではなく[18]、この工夫に関しては、患者が行なっている身体活動量が実際にどの程度の消費エネルギーがあるのか、合併症の発症リスクや患者自身のインスリン分泌能などを考慮して指導する必要があると考える。

活動する状況づくり　表1-4の質問㉚〜㉜

家の中の目立つ場所に運動するための道具を置いて、いつでも運動できる環境をつくっておくことや、周囲の人に協力してもらうなどの工夫である。しかし、この工夫は、筆者らのその後の研究で、身体活動を増やすことにつながっていないことがわかった。とくに女性の場合は、器具などを準備している人は身体活動が少ないという調査結果[28]もある。準備することが目的ではなく、実際に身体活動を増やす結果につながらなければ何にもならない。結果につながる継続した支援が重要である。

●文献

1) Kirkley, BG, Fisher, EB (1988): Relapse as a model of nonadherence to dietary treatment of diabetes, Health Psychology, 7:221-230.
2) Handron, DS, Leggett-Frazier, NK (1994): Utilizing content analysis of counseling session to identify psychosocial stressors among patients with typeⅡdiabetes, Diabetes Educ, 20(6):515-520.
3) 松田悦子,河口てる子,他(2002):2型糖尿病患者の「つらさ」,日本赤十字看護大学紀要,16:37-44.
4) Mileort, EF (2004): Diabetes self-management education, Harmel, AP, Mathur, P, edit.:Davidson's Diabetes Mellitus;Diagnosis and Treatment, 365-460, WB Saunders.
5) 島井哲志(1997):食行動と健康,健康心理学(現代心理学シリーズ15),124-136,培風館.
6) 中島義明,今田純雄編(1998):たべる;食行動の心理学(人間行動学講座),朝倉書店.
7) 山岡和枝,丹後俊郎,渡辺満利子,横塚昌子(2000):糖尿病の栄養教育のための半定量食物摂頻度調査票(FFQW65)の妥当性と再現性の検討,日本公衛誌,47:230-244.
8) Toobert, DJ, et al. (2000): The summary of diabetes self-care activities measure, Diabetes Care, 23:943-950.
9) Hammond, GS, Aoki, TT (1992): Measurement of health status in diabetic patients, Diabetes Care, 15:469-477.
10) Anderson, RM, et al. (2000): The diabetes empowerment scale, Diabetes Care, 23:739-743.
11) 木下幸代(2002):糖尿病をもつ壮年期の人々の自己管理の状況および関連要因,聖隷クリストファー看護大学紀要,10:1-9.
12) Gafarian, CT, et al. (1999): The diabetes time management questionnaire, The Diabetes Educator, 25:585-591.
13) 山本壽一,他(2000):糖尿病教育後患者における食事療法妨害要因の解析;退院後のアドヒアランス追跡調査から,糖尿病,43:293-299.
14) 多留ちえみ,宮脇郁子,矢住真美子(2007):2型糖尿病患者の食事自己管理行動質問紙の作成,日本糖尿病教育・看護学会誌,10:4-18
15) American Diabetes Association (2002): Evidence-based nutrition principles and recommendations for the treatment and prevention of diabetes and related complications, Diabetes Care, 25:50-60.
16) 日本肥満学会肥満症診療のてびき編集委員会(1997):肥満症;診断・治療・指導のてびき,201-212,医歯薬出版.
17) 相澤徹,他(2000):ブドウ糖によるインスリン分泌刺激;糖尿病の分子医学,医学のあゆみ,359-364.
18) 板倉弘重,他(2010):脂質研究の最新情報;適正摂取を考える,3-26,第一出版.
19) Beebe, CA (2004): Nutrition and physical activity, 前掲書4), 49-69.
20) 宮脇郁子(1999):心筋梗塞患者の冠危険因子是正に影響する食行動に関する研究,お茶の水医学雑誌,47:103-116.
21) Deci, EL (1942), 石田梅男訳(1985):自己決定の心理学;内発的動機づけの鍵概念をめぐって,61-95,誠信書房.
22) American Diabetes Association (2006): Standards of medical care in diabetes-2006, Diabetes Care, 29 (Suppl. 1):S4-S42,
23) Hu, G, et al. (2004): Occupational, commuting, and leisure-time physical activity in relation to total and cardiovascular mortality among Finnish subjects with type 2 diabetes, Circulation, 110:663-673.
24) Nakanishi, N, et al. (2004): Daily life activity and risk of developing impaired fasting glucose or type 2 diabetes in middle-aged Japanese men, Diabetologia, 47:1768-1775.
25) Thomas, N, et al. (2004): Barriers to physical activity in patients with diabetes, J Postgrad Med, 80:287-91.
26) Resnick, HE, et al. (2006): Achievement of American Diabetes Association clinical practice recommendations among U. S. adults with diabetes, 1999-2002;The national health and nutrition examination survey, Diabetes Care, 29:531-537.
27) Tanasescu, M, et al. (2003): Physical activity in relation to cardiovascular disease and total mortality among men with type 2 diabetes, Circulation, 107(19):2435-9.
28) 宮脇郁子,中渡瀬友里,多留ちえみ(2006):2型糖尿病患者の身体活動に関する自己管理行動と身体活動量との関連,第26回日本看護科学学会学術集会議事録.

研究の要約 1

2型糖尿病患者の食事自己管理行動質問紙の作成[*]

[*]多留ちえみ,宮脇郁子,矢田真美子(2007):日本糖尿病教育・看護学会誌,11(1):4-18

■ 目 的

　糖尿病患者にとって食事に関する自己管理は極めて重要である。多くの糖尿病患者は、何をどれだけ食べるかといった栄養学的な指導を受け、日々の生活の中で食事療法を行なうために、さまざまな工夫や努力を行なっている。しかしながら、日常生活の中には、イライラ、空腹感、もっと楽しむために食べたいなどの感情や、外食の誘いなど、患者の食事療法の継続を困難にする要因が、多く存在している。看護師が行なう療養支援の課題は、困難に対して、糖尿病患者自身が新たな行動変容に向けてチャレンジできること、そして食事療法を中断することなく継続できるようになることである。そのためにはまず、実際の食事摂取量やへ HbA_{1c} などの臨床データとともに、患者が行なっているさまざまな努力を把握する必要がある。そして、患者の努力を認めると同時に、行動を的確に評価して、改善すべき行動、推奨する行動を具体的に提示していくことが重要である。

　糖尿病患者の食事を中心とした療養行動に関する研究を概観したところ、これまで、患者は食事療法を継続するために、また栄養指導内容を日常生活の中に取り入れるためにどのような工夫を行なっているか、あるいは、食事療法の継続が困難となり逸脱する状況においてどのような対処行動をとっているかということについては、検討されていないことがわかった。そこで我々は、患者が行なっている自己管理行動を把握するための質問紙の開発から取り組むことにした。本研究は、次の2段階から成る。

1. 試案の作成

　栄養指導内容遵守の工夫と、食事療法妨害要因への対処行動の2領域からなる、食事自己管理行動質問紙(Dietary Self-Management Behavior Questionnaire；以下 DSBQ)案を作成する。

2. 食事自己管理行動質問紙案の信頼性と内容妥当性の検討

　DSBQ案について計量心理学的統計を用いて信頼性と妥当性の検討を行なった。それにもとづき、採用すべき質問項目を最終的に選択し直してDSBQの完成版とする。

■ 方 法

1. 質問項目の作成(DSBQ案)

　兵庫県下の糖尿病専門外来通院中の患者21名を対象に、
　① 食事療法を守るために日常的にどのような工夫をしているか

② 「もっと食べたい」状況に遭遇した時に、"どのように考え、どのような行動をとっているか

についての半構成的面接調査を行なった。面接ではまず、「食べ過ぎてしまいそうなときは、どのような状況のときですか？ そのときは、どのようにされていますか？」と、具体的な例を提示しながら質問した。面接内容は承諾を得て録音した。

「もっと食べたい」状況については、「修正 Marlatt 再発モデル」(Kirkley, Fisher, 1988)にもとづき、イライラ、空腹感、陰性感情などの個人内因子、外的誘惑となる環境因子、人間関係の中で発生する対人関係因子など、糖尿病患者が指示されている食事療法の範囲を超えて「もっと食べたい」気持ちになる状況(食事療法妨害要因)について探った。

約 800 の工夫や努力に関する内容が収集できた。収集した内容を、特性(Properties)と次元(Dimensions)に細かく分解することにより、相違と類似の両側面から検討を行ない、【栄養指導内容遵守の工夫】と【食事療法妨害要因への対処行動】の 2 領域に分類した。複数の専門家による表面妥当性の検討を行なったのち、プレテストを実施した。回答に要する時間は 20 分〜40 分となり項目数が多いことが懸念されたが、どれも必要であると考え DSBQ(案)とした。

2. DSBQ(案)の信頼性の検討

対　象

兵庫県下の 2 施設の糖尿病専門外来に通院中の 2 型糖尿病患者で、栄養指導を受け食事療法を継続しており、質問紙への回答が可能で、過去 1 年間治療変更がなく、蛋白質制限食の指示がない患者で本調査への協力が得られた患者。

調　査

調査内容：①2 型糖尿病患者の食事自己管理行動(DSBQ 案を使用した質問紙調査)、②血糖コントロール状況(調査時点から過去 6 か月間の HbA_{1c} 値)、③治療内容および患者の基本情報。

調査への協力依頼は、外来診療の後、本研究の趣旨について文書ならびに口頭により説明し、同意が得られた対象者に DSBQ 案の記入を依頼した。

DSBQ 案の信頼性(安定性)を検討する目的で、1 年後に再度、DSBQ 案への回答を前述の方法で依頼した。食事内容やそれに伴う工夫や努力は季節に応じて変化するため、1 回目の回答と同じ時期に再テスト(retest)ができるように考慮したためである。

分析方法

【栄養指導内容遵守の工夫】における食事の規則性については、単一項目として記述統計量を求めた。【栄養指導内容遵守の工夫】と【食事療法妨害要因への対処行動】については、因子妥当性を検討するために、探索的因子分析を行なった。因子負荷量 0.35 以上得られた項目について、さらに検証的因子分析(池上・福原・下妻，2001；田部井 2001)を行ない、DSBQ 完成版に採用すべき項目を選択した。各因子の内的整合性の検討にはクロンバック α 係数を算出した。安定性の検討には、test-retest 法を用い、2 回の調査間の相関係数を算出した。有意水準は 5％とし、統計解析には Windows 版 SPSS 12.0 J、Amos version 5.0 を用いた。

結 果

対象者の背景

　第2段階の調査期間内に協力が得られた2型糖尿病患者127名(兵庫県下の大学病院：67名、総合病院：60名)のうち有効な回答が得られた対象者は110名(有効回答率87％)であった。男性57名(51.8％)女性53名(48.2％)、全体の平均年齢63.9±8.6歳、BMI 22.8±2.8、HbA_{1c} 7.82±1.4％、指示エネルギー量1561±196 kcalで、インスリン注射使用患者は40名(36.4％)であった。

　Test-retestは、1回目調査で有効回答が得られた大学病院の患者60名のうち、1年後の調査時点まで身体面および生活状況の変化がなかった患者46名を対象に調査を行ない、30名からの有効回答を得た。

DSBQの内容妥当性の検討

　食事の規則性(単一項目)の項目を除く【栄養指導内容遵守の工夫】と【食事療法妨害要因への対処行動】については、探索的因子分析を行ない、因子負荷量0.35以上得られた項目を選定し、検証的因子分析を行なった。その結果、標準化された因子負荷量のp値がすべて有意で単一帰属性があるものを完成版の質問項目として採択した。それぞれに、質問項目の内容を表現できる因子名をつけ、内的整合性の検討にはクロンバックα係数を算出した。

食事自己管理行動

a. 栄養指導内容遵守の工夫

1) 食事の規則性

　食事回数、食事時間、間食頻度、外食頻度、飲酒頻度、飲酒量、喫煙頻度などについて回答を求めた。

2) 適性カロリー遵守の工夫

　31項目から22項目が採択され、5因子が抽出された。各因子は、因子1「摂取量を決めて食べる工夫」、因子3「脂肪性のカロリーを減らす工夫」、因子3「食の満足感を高める工夫」、因子4「調味料のカロリーを減らす工夫」、因子5「飲み物のカロリーを減らす工夫」と命名した。クロンバックα係数は、因子1から順に0.81、0.73、0.76、0.68、0.66であった。

3) 美味しく健康的な食事をするための工夫

　18項目から13項目が採択され、2因子が抽出された。因子1「バランスよく美味しく食べる工夫」、因子2「塩分制限の工夫」と命名した。クロンバックα係数は0.79、0.77であった。

b. 食事療法妨害要因への対処行動

1) 食事療法妨害要因への回避行動

　25項目から19項目が採択され、3因子が抽出された。因子1「食べないで我慢する努力」、因子2「外的誘惑を避ける努力」、因子3「食欲求を亢進させない努力」と命名した。クロンバックα係数は0.83、0.76、0.68であった。また、別に"外食時の食事療法妨害要因への回避行動"として10項目から7項目が採択され、2因子が抽出された。因子1「カロリーの低い食品を食べる努力」、因子2「周囲の人の協力を得る努力」と命名した。クロンバックα係数は0.81、0.70であった。

2） 食事療法妨害要因への一時的逸脱行動

11項目から8項目が採択され、2因子が抽出された。因子1「他の価値感を優先して食べる」、因子2「無意識的に食べてしまう」と命名した。クロンバック α 係数は0.72、0.55であった。

3） 一時的逸脱行動からの修正行動

5項目すべてが採択され、2因子が抽出された。因子1「過食を重ねない」、因子2「計画的にカロリーを調整する」と命名した。クロンバック α 係数は0.70、0.66であった。

c．DSBQ の安定性の検討

安定性を確認するために、初回調査から約1年を経過した同時期に test-retest 法による調査を行なった。食事の規則性に関する単一項目については、間食および接待頻度を除くすべての項目において test-retest 間の相関が認められた（rs＝0.47〜0.99、p＜0.01〜0.001）。各因子についてはほとんどの因子において test-retest 間で相関が確認できた（rs＝0.62〜0.88、p＜0.001）。ただし、「一時的逸脱行動：無意識的に食べてしまう」「修正行動：過食を重ねない」については相関が認められなかった（rs＝0.46、0.35）。

■ 考　察

DSBQ の内的整合性は、「一時的逸脱行動：無意識的に食べてしまう」は項目数も少なく、クロンバック α 係数が 0.55 と低かったが、非常に重要な項目であると考える。それ以外の因子については内的整合性が検証できた（クロンバック α 係数は 0.66〜0.83）。安定性については、test-retest 法による因子間の相関係数から検証できたことから、DSBQ は食事の自己管理行動を把握するための質問紙として活用できるものであると考える。

これらの内容は、実際に患者が行なっている工夫や努力の行動である。この質問紙に回答することで、患者は他の患者が行なっている日常生活の中の具体的な工夫や努力の例を知ることができる。もちろん、看護師の側においては患者の工夫や努力を把握するツールとして活用できる。質問紙は実態を把握するためのツールであるが、患者が回答しながら質問紙に書かれている工夫に対して「これならできるかもしれない」と思って何らかの新しい行動への動機づけとなれば、うれしいことである。

医学的データである HbA1c が、1つの行動の変化で改善することは難しいかもしれない。しかし、患者が自身の行動変容へと向かうきっかけとなり、達成可能な目標を持つことにつながることの意味は大きいと考える。血液データだけの評価ではなく、何か始めていることを医療者が承認していければ、重要であると言われている患者の自己効力感の高揚に寄与できるのではないかと期待している。

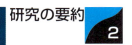

2型糖尿病患者の身体活動調査票の開発

[原題] Development of an evaluation scale for self-management behavior related to physical activity of type 2 diabetic patients*

*Nakawatase Y, Taru C, Tsutou A, et. al. (2007), Diabetes Care, 30(11): 2843-8

背景・目的

2型糖尿病患者への身体活動は、血糖コントロールの改善や心血管病予防などに有効であり、定期的な身体活動が推奨されている。運動のみならず、家事動作や移動動作などの日常的な身体活動も血糖コントロールの改善や心血管病予防に有効であると言われている。しかし、運動に対する苦手意識や時間制約などの運動療法を継続する上での障害から、その遵守状況は低いことが報告されている。看護師は、患者が自己管理に関する知識や技術を身につけ、自己管理の障害となるものに対処し、日常生活に身体活動を効果的に取り入れることができるよう支援する必要がある。そのためには、患者が日々の生活の中に身体活動を取り入れ継続するために実際に行なっている工夫や努力を把握すること、そして、他の患者が行なっている具体的な工夫や努力を伝えることが重要である。そのなかから患者は、「それならば自分もできるかな」という行動を見つけられるかもしれない。

これまで、患者が日常生活に身体活動を取り入れて継続するために実際に行なっている工夫について、実態を明らかにした研究は知られていない。また、それを把握し評価するための調査票も作成されていない。そこで、2型糖尿病患者が行なっている身体活動に関する自己管理行動を把握するための調査票の開発に取り組むことにした。

自己管理行動の定義：米国糖尿病教育者協会の提言をもとに、「患者が糖尿病コントロールの改善を目的として、日常生活の中で安全に身体活動量を増加させるために行なっている工夫や、身体活動の障害となるものに対処し、身体活動を継続するために行なっている工夫」と定義した。

方法

1. 身体活動に関する自己管理行動を把握するための調査票（案）の作成

a. 半構成的面接調査の実施

調査票にあげる項目を抽出するために、2型糖尿病患者を対象に、①身体活動量を増加させるためにどのような工夫をしていますか、②身体活動を継続するためにどのような工夫をしていますか？　を質問内容とする半構成的面接調査を行なった。

面接の対象は、糖尿病外来通院中の2型糖尿病患者で同意が得られた21名の患者（男性9名、女性12名、平均年齢62.6±12.0歳であった。職業の内訳は有職者9名、主婦7名、無職7名で、内服治療者は17名、インスリン注射実施者は7名であった。HbA_{1c}の平均

は 6.9±0.9％、範囲は 5.8～9.8％であった。

b．調査票(案)の作成

理論的サンプリングによる飽和を確認し、38項目の調査票案を作成した。各項目に対する回答の選択肢は「いつもする」から「しない」の順序尺度で設定し、得点が高ほどその行動を行なっている頻度が高くなるように順に 4～0点を与えた。

複数の専門家による表面妥当性の検討を行ない、糖尿病患者5名にプレテストを実施し、回答が可能であることを確認した。

2．調査票の信頼性と妥当性の検討

対象者

外来通院中の患者で運動制限がない2型糖尿病患者で同意が得られた156名。

調査内容

① 身体活動自己管理状況：上の1. で作成した調査票(案)を使用
② 身体活動量：国際標準化身体活動質問紙(International Physical Activity Questionnaire)日本語版 long version(以下、IPAQ)を使用。
③ 患者背景

調査手順

外来診察の後、本研究の趣意について文章と口頭で説明し同意が得られた患者に調査票(案)への記入を依頼した。回答は外来にて記入後回収するか、もしくは自宅にて記述し郵送にて回収した。また、再現性の検討については1～2か月後に再度、調査票への記入を依頼した。

分析方法

項目の選定および因子妥当性の検討は、探索的因子分析および検証的因子分析を行なった。因子数は固有値が1.0以上とし、各因子の因子負荷量は0.35以上の項目を選定した。さらに想定可能なパターンによる検証的因子分析を行なって項目を厳選し、決定した。併存妥当性の検討には各因子得点とIPAQから算定した身体活動量との相関係数を算出した。

内的整合性の検討にはクロンバックの $α$ 係数を算出し、再現性の検討には test-retest を行ない、各因子別の級内相関係数を算出した。有意水準は5％とし、統計解析にはSPSS14.0J for window、ならびにAmos version 6.0 を用いた。

結　果

調査票(案)への有効回答は146名(回収率93.6％)であった。平均年齢63.7±9.4歳、BMI 23.5±3.7、HbA_{1c} 7.1±1.0％であった。また、再現性の検討には59名から回答を得た。

その結果、2型糖尿病患者の身体活動調査票の項目は、【日常生活に身体活動を取り入れるための工夫】と【身体活動を継続するための工夫】に大別された。

1．日常生活に身体活動を取り入れるための工夫

16項目4因子が抽出された。各因子は、因子-1「買い物に行く時の歩数を増やす」、因子-2「家事での活動量を増やす」、因子-3「日常生活での活動強度を高める」、因子-4「移動時の歩数を増やす」と命名した。

2．身体活動を継続するための工夫

16項目5因子が抽出された。同様に、因子-5「活動に適した時間や場所の選択」、因子-

6「活動のセルフモニタリング」、因子-7「活動の習慣化」、因子-8「食べることを励みに活動する」、因子-9「活動する状況づくり」と命名した。

　内的整合性、再現性ともに統計的に満足する結果が得られた。IPAQとの併存妥当性については、買い物や家事などの【日常生活に身体活動を取り入れるための工夫】において弱い相関を認めた。

考　察

　2型糖尿病患者の身体活動に関する調査票は、日常における身体活動を取り入れる工夫やそれらを継続する工夫や努力を把握することができる調査票として信頼性と妥当性が検証されたと考える。

　IPAQとの相関が低いことから、これらの工夫だけで治療に必要な身体活動を確保することはできない。しかし、この調査票に回答するなかで、他の患者が行なっている身体活動に関する工夫や努力を知ることができ、自分も「これならできるかな」と感じられる行動を見いだして、それを自らの日常生活に組み入れようと思うかもしれない。その結果、新たな自己管理行動が実行できたなら、看護師はそれを認めることで患者の承認欲求を満たし、自己効力感を高揚させることが可能になると考える。それは、直接的に血液データの改善をもたらすものではないとしても、糖尿病患者に対する療養支援として重要なことである。

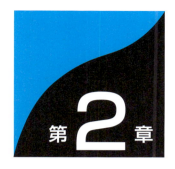

第2章 患者の経験を知る
肯定的な感情と否定的な感情

1 　患者自身が語ることの意味
2 　患者の語りにみる自己管理行動に伴う経験
3 　助言の受け止め方
4 　患者の感情傾向と看護支援
5 　承認欲求を満たす

1　患者自身が語ることの意味

　2型糖尿病は生活習慣病の代表的な疾患であり、食事および運動療法がその基礎療法である[1]。糖尿病と診断された患者は、ほとんど症状がないにもかかわらず、合併症の危険を知らされ、これまでの生活習慣を変えることの必要性を医療者から聞くことになる。患者は将来に不安を覚え、生活習慣を変えようと思うであろう。しかし、慣れ親しんだ生活習慣を変えることは容易なことではない。食事の満足を我慢したり、嗜好を断ったり、また、運動が不足しがちな日常生活の中に運動を意識的に取り入れたりする自己管理行動を厳格に守れる患者はまれである。とくに、それを継続すること（それは「生活習慣を変える」ということである）はむずかしい。

　患者が必要な自己管理行動を継続できるように支援することは、看護師の重要な役割である。では、看護師は患者とどのように関わることでその役割を達成することができるのであろうか。

　看護師は患者に寄り添うべき存在であり、それが患者のセルフケア能力を高めることにつながると言われており、私たちは「患者に寄り添う」という言葉をよく使用す

る。しかし、それは看護師としての姿勢の確認、あるいは基本的信念の表明として語られるだけで終わることが多い。プロフェッショナルとしての実践なら、その先こそが問われているはずである。寄り添うことで展開されるべき看護の方法について、もっと追求する必要があると思う。

患者教育の本質

Redman[2]の患者教育論では、患者教育の本質は知識を伝えることや病気に対処するための方法を教えることではないと考えられている。看護の焦点は、患者が病気をどのように受け止めているか、また、その病気によって生活に生じている不都合や辛い感情体験をどのように経験しているかというところにある。看護師が行なう患者教育は、患者自身がそれに気づき、いま何をすることが自分にとってもっとも重要であるかを知り、自らの意思を明確にできることを支援するプロセスでなければならない、と言うのである。そのことは、2型糖尿病患者の療養支援に携わるなかで患者の経験を知ることの重要性に気づいた筆者にはとてもよくわかる。慢性看護においては極めて重要な視点であり考え方である。その前提には、人間には本来、健康・疾病の自己調整能力が備わっているという人間観がある。

◆自己調整能力の Common Sense Model

自己調整能力 Self-regulation はどのような要素から成り、どのような条件の下で健全にはたらくようになるのかを示したものに、Leventhal[3,4]の Common Sense Model(CSM)がある。彼は患者が現在の感情を認めて、そのことを病的ではなく健康的な反応として解釈できること(それこそが健全な心のはたらき、すなわち人間に普遍的な良識 common sense である)が重要であると主張した。このように良識をはたらかせることが自己調整能力の向上につながるとする CSM がヘルスケア領域の実践に与えた影響は大きく、患者の自律性を強化し患者の意思決定を支援することをめざす者にとって有力な理論的裏付けとなっている。Redman の患者教育論も自己調整能力を重視し、CSM を基盤として発展させたものである。

Leventhal は健康を脅かす危険な兆候(病気、寒冷刺激、痛み等)に対する対処について、人間の行動を科学的に検証する実験を重ねた。その結果、人間は脅威として解釈される刺激情報に対して過去の嫌な体験などから知覚的・情動的な記憶と結びつく場合には強い苦痛を味わうことがわかった。一方、あらかじめ理解している刺激に関しては不安や苦痛は少ない。すなわち、何が起こっているのか理解できない刺激や、過去の脅威と結びついた時に恐怖や不安は大きくなるのである。また、それに対処する自己調整能力には個人差があることも示した。対処とは、その感情の原因を探り感情を調節することを意識的に行なうことである。精神的苦痛は不安を表現する自動的・無意識的反応であるととらえる Leventhal は、自分の行動に意識的に注意を向け、適切な対処方法を選択する自己調整能力を発揮すれば、精神的苦痛は減ると考えた。これは主観を重視する考えであり、主観を排して客観的にとら

えようとする（刺激に対する自動的な反応レベルを客観的な事実として重視する）従来の行動科学理論とは異なる。ここから、患者の主観を理解できなければ、患者が自己調整をもたらす対処を促すこともできないという考えが導かれる。

20世紀の学習理論の発達は科学的で客観的な観点が主流であった。そして、学習とは知識を構成することであり、知識を提供することを重点に教育が考えられてきた。医療者が行なう患者教育の現場においても同様であった。そこに、これまでの伝統的な教育介入とは異なる、より効果的な患者教育アプローチを導入した点でCSMは画期的である。

患者教育において、自己認知（identity）や病いに関連するさまざまな具象（representation）について患者自身の語りを促すこと、そのなかで患者が状況を意識し、気づきを得て、自ら意思決定できるようになることが重要であると考えることは、今では、「良識ある」ヘルスケアの専門家の「常識」であると言ってよいであろう。

具象的アプローチ Representational Approach

慢性病の療養支援において患者に寄り添うとは、患者の経験に寄り添うことなのであり、そのことをとおして患者の自己調整能力の向上を図ることが重要である。上で述べたことは、そう考える筆者の理論的な支えである。さらに、ここでDonovanとWard[5]の具象的アプローチ（Representational Approach）を紹介しておきたい。CSMを基盤として開発された患者教育の方法である。「具象的」と名付けられているのは、患者の経験を抽象的に概念化せずに具象的にとらえることを重視しているからである。病いを持って治療を継続していくなかで患者が認知する経験を患者自らの言葉で表現すること、すなわち具象化を促すことを基盤とした方法で、段階的に考えられた7つの要素から成る（表2-1）。

Donovanらの文献[6]で示されているのは、痛みに苦しんでいるがん患者へのアプローチの例であるが、筆者の経験に照らしてもうなずけることが多く、2型糖尿病患者の支援にもそのまま適用できると考える。筆者は、これまで糖尿病患者との面接において患者に経験を尋ねることを心がけてきたが、患者が自らのことを語りながら多くの気づきを獲得していく劇的な瞬間を何度も目にしている。

経験を語ってもらうための質問

以下は、筆者が行なっている患者インタビューのすすめ方である。患者に経験を語ってもらうための質問を具体的に紹介する。

① あなたは，糖尿病という病気についてどのように思っていらっしゃいますか？　教えてください。
② 糖尿病はあなたの人生にどのような不都合がありますか？　もしくは影響を与えていますか？

③ 治療方法や周囲の人からの情報などで、どうしたらよいのか迷っているようなことはありませんか？　もしよかったら、教えてください。
④ 糖尿病の治療に対してどのようなことに関心がありますか？
　・推奨された行動がとれないことによる心配事はありますか？
　・もし、推奨されている行動を取ることができたとしたら、あなたの心配事はどうですか？
⑤ これまで糖尿病の治療に対してどのような経験をされていますか？
　・糖尿病の治療について、うまくいったことやうまくいかなかったことを教えてください。その時はどのように感じられましたか？
⑥ あなたが糖尿病の治療を行なうにあたって影響がある人は誰ですか？
　・サポートが得られる人は誰ですか？
　・あなたの治療をむずかしくしているのは誰ですか？　あるいはどのような状況ですか？
⑦ その状況はどの程度頻繁にありますか？
⑧ 治療内容や医療者について何か感じていることがあれば教えてください。私が答えられないことは、相談しておきます。
⑨ 私たちは、あなたの生活上、ご苦労されていることや頑張っていらっしゃることについて話すことができてよかったと思います。その中で、何か感じられたことがありましたか？　何か、新たな発見はありましたか？

　患者の経験に寄り添うとは、患者のありのままの状況を受け入れ、彼らが話す彼らの気がかりに耳を傾けることである。その場合、客観的な指標を基に評価したり、患者に必要と思われる知識提供や指示を与えなくてはいけないという思いは、むしろ邪魔になる。ただ、患者のありのままの状況を把握し受け入れるためには、患者が患者自身の経験を語れるような質問をする必要があり、そのために上に紹介したような質問をすることが有効ではないかと考える。

「聴く」ことの力

　インタビューでは、患者の語るペースを受け入れることが大切である。人は何かを語るとき、相手の反応を見ながら、目が合うか、声が届くか、言葉は適当か、これだけは伝えたいとか、いろいろ考えながら語る。患者の多くは、これまでの経験を誰かに話すという機会が少ないようである。「こんなこと、誰にも話したことがありません」と語る人もいる。患者の語る言葉に耳を傾けると、患者の個性や、病気に対する考え方、患者を苦しめていることや治療の継続を困難にしていることが見えてくる。同時に、患者自身が自己の状況を振り返る機会になっている。患者は語りながら、自分の傾向に気づいたり、自分の「言い訳」に気づいたりする力を持っているのである。鷲田[7]は「聴くことが、ことばを受け止めることが、他者の自己理解の場を劈（ひら）くとい

表 2-1 ● 患者教育における具象的アプローチ

Step	要素	目的
1	具象的アセスメント（状況を具体的に表現する）	患者は、症状や病いの経験について振り返りながら、以下の5つの要素について、具体的に表現するように励まされる。 ① 自己確認：健康問題をどのように感じているのか ② 原因：健康問題の原因は何だと思っているのか ③ 経過：健康問題の経時的な変化について ④ その後の成行き：患者が理解している短期的・長期的な問題の重大性 ⑤ 治療およびそのコントロール状況：解決可能な問題と解決できない問題をどのように評価しているのか 看護師は、患者が問題をどう理解しているかを知り、患者像を明確にする。誤解や見解の相違や混乱があれば、そのことを確認する。
2	誤解や見解の相違や混乱の究明（事実を確認し原因を追求する）	患者は、どんな経験が誤解や混乱を招くことになったのかについて考え、話すように促される。自ら話すことをとおして、誤解や混乱がどのように生じたのか、そして、それらの信念や考え方にどのようにとらわれてしまったのかを理解する。
3	発想の転換（気づきを促す）	患者が現在の考え方の限界を確認することを支持する。例えば、その考え方が見解の相違や混乱を引き起こしているのかもしれないということに気づく。そのような気づきは、患者が経験を振り返って内省するとき、しばしば自発的に生じるものである。自発的な気づきが得られないときには、患者に確認できる今起きていることと、対処方法と、その帰結とが直接的に関係していることを示すことで気づきを促すことができる。
4	情報の提供	知識のずれ、混乱の原因、誤解を修復するために、信用できる確かな情報を提供する。
5	要約	新しい知識にもとづいて実行することで得られる利益について一緒に話し合う。
6	目標の設定（戦略を考える）	健康問題を改善するための目標を設定し、その目標を達成するための戦略を患者と一緒に考える。
7	フォローアップ（目標と戦略を見直す）	患者を不安にさせる新たな問題が起きていないか、戦略は上手く実行できているか、目標は達成されているかどうか、患者が立てた戦略が実行可能であるかどうかを話し合う。 同じ戦略で継続していくか、戦略の修正が必要かを話し合う。 健康問題に上手く対処するために、同じパターンで患者が実行、評価、戦略の修正を継続していけるように励ます。

出典：Donovan SH, Ward SE, et al.(2007)：An update on the representational approach to patient education, Journal of Nursing Scholarship, 39(3)：259-265, p262 の表を筆者翻訳、一部改変、追記して作成した。なお、筆者はこの7つのステップのなかでも前半の1～3ステップがとりわけ重要であると考えている。

うことであろう」と述べている。

　患者からの質問があればそれについては対応するが、それ以外のことは何もこちらから伝える必要はないように思われる。声に出して話すことは、記憶に対して応答することである。

　患者は、糖尿病の治療や療養行動に直接的には影響しないことで悩んでいることも多い。時に、医療者の言動に対しての憤りから周囲のことが見えなくなったり、家族、職場、地域の人との人間関係の歪みが病状を悪化させていることがある。話すことで、患者はそのことにも気づく。自ら気づけば、視点を変えることができ、新たな可能性がひらけるようである。

患者の経験に焦点をあてた研究

　人間は体験をとおしてさまざまなことを記憶する。そして関心事は強く記憶される。私たちは記憶を保持し、価値観や感情の根拠は記憶されたものから構成される。ただ、想起される記憶は正確な再現ではないことが多い。したがって、過去の経験を痕跡として正確に保持していくためには、体験したことを意味づけ、内面化し、経験にしていくことが必要である。人間は経験にもとづいて新たな事態に対処していくものである[8]。逆に言うなら、自己管理行動がうまくコントロールされている患者とそうでない患者とでは、自己管理行動に伴う経験に違いがあるということになろう。

　そこで、筆者らは2型糖尿病患者の「経験」に焦点をあてた研究に取り組むことにした。第1章で紹介した、食事自己管理行動（☞研究の要約-1）や身体活動自己管理行動（☞研究の要約-2）に続けて、それらの自己管理行動を「患者本人はどのような経験として認識しているのか」を知るための研究を計画した。

　糖尿病患者の経験に着目した研究には、診断時の心理的な衝撃への支援の重要性を指摘した研究[9]がある。また、治療ゴールの設定や戦略に医療者と患者とでは一致しない点があること[10]や、患者と医療者では自己効力感を経験する状況が異なること[11]など、患者と医療者との経験の違いについて興味深い研究結果が報告されている。患者が日常生活の中でどのような体験や感情を抱いているのかについての記述研究もある[12]。また、生活習慣の行動変容の動機づけには段階的なステージがあり、患者の変容ステージ★1に応じた支援が重要であるとも言われている。しかしながら、筆者らの研究以前には、自己管理行動の実施に伴って患者はどのような経験をしているのかについての報告はなく、経験の違いが自己管理行動の実施状況にどのように関連しているのかについて検討した研究もみられなかった。

　以下の記述は、筆者らの研究「2型糖尿病患者の自己管理行動の実施に伴う経験」[13]（☞研究の要約-3）にもとづく。

2　患者の語りにみる自己管理行動に伴う経験

病院の敷居は高い

　多くの患者は、検診結果などから「糖尿病になるかもしれない。糖尿病かも知れない」と感じながらも、受診するまでには数年を要していた。あるいは、受診の結果、精密検査を受ける必要性を感じながらも「まだ大丈夫、と思いたいところがあった」り、「次年度の検診までに食べる量を減らせばよいと、先送りにしてきた」りしている。「そんなに深刻には考えていなかった」人以外に、「仕事が忙しくて受診できなかった」人も少なくない。受診行動のきっかけは、検診結果の急激な悪化によるものや、突然の合併症の出現、もしくは白内障などの手術前検査の結果などで糖尿病治療が必要だと言われ「もう逃げられないとわかった」からであった。

　ほとんどの患者が、「糖尿病という病気は知っていたが、こんなに怖い病気とは知らなかった」と述べている。また「自分がなるとは思わなかった」人もいれば「やっぱり来たかと思った」と受け止めた人もいるが、医師から「あなたは立派な糖尿病です。治療が必要です」と宣告されたときは、大きな心理的衝撃を受けていた。

　「糖尿病予備群だから大丈夫、と思っていた。その時から動脈硬化が進んでいることを知らなかった。もっと早く受診するべきだった」と話す患者もいた。

★1　患者の変容ステージ

患者が問題行動を変容させるまでには、以下の6つの段階を経ると考えられる。
① 前熟考期：自分の行動を変えようという気持ちがなく、問題を抱えているという事実に抵抗を感じている時期。患者は行動がもたらす結果についての知識を持っていない。あるいは、うまくいかなかったことによりやる気を失っている。
② 熟考期：自分の問題に気づき、真剣にその問題を解決しようと努力する時期。患者は問題の原因と解決法を理解しようとしている。しかし、行動変化を起こす意思決定にまでは至っていない。
③ 準備期：行動を変化させるための計画をし、行動を起こすための調整を行なっている時期。行動を変えることによる患者に都合の悪い面を減らし、良い面を増やすように支援する必要がある。
④ 実行期：計画を実行に移し、自分の行動や環境を変える時期。患者は問題行動に逆戻りしそうな気持ちや誘惑に立ち向かっている。
⑤ 維持期：望ましい行動を継続する時期。患者本人に行動変容の維持への強い決意がないと、前熟考期や熟考期にもどっていく危険がある。行動変容の努力を認め、自己効力感を高められるように支援することが重要である
⑥ 完了期：落ち込み、不安、退屈、孤独、怒りやストレスを感じることがあったとしても、以前の不健康な習慣に戻ることはない。
〈参照〉添田百合子（2010）：トランスセオレティカルモデル（変化ステージモデル），野川道子編：看護実践に活かす中範囲理論．268-281，メヂカルフレンド社

糖尿病診断後——状況の受け止め方

　糖尿病と診断された患者は、食事療法の必要性が伝えられる。これから療養生活に入るには、これまでの日常生活を改めなければならない。しかし、それを実行するのは容易なことではない。医療者から療養生活に必要な自己管理行動が推奨されたとき、状況の受けとめ方によって、患者は【自己管理行動を実施しようと決断する患者】と【現在の生活習慣を変えることはできないという思いを強く持つ患者】の２つに分かれる。

1）自己管理行動を実施していこうと決断する患者

　自己管理行動を実施していこうと決断した患者は、「血糖値は高いのだから腹をくくるしかない」「現に治療が始まっているのだから…」などの言葉を発して、自分は病気であるということを自分に言い聞かすかのように語る患者が多い。そして、「糖尿病の合併症はどれも怖いです」「いつ進行するかわからない病気だから怖い」などと、糖尿病そのものと同時に合併症の発症に対する強い恐怖感を感じている。一方で、「身体が不自由になったら辛いと思う」「この状態が維持できなければ生活できない」「これからも家族と一緒に普通の生活がしたい」などと、現状の生活を維持したいという強い思いを持っている。それは「自分にできることはやると決めた」「病気の治療なんかに負けない」「頑張るしかないでしょう」などと、治療することへの意志表明となる。生活習慣の改善を当然必要なことと受け止めて、決意しているのである。

2）現在の生活習慣を変えることはできないという思いを強く持つ患者

　現在の生活習慣を変えることはできないという思いを強く持つ患者は、「今の生活は変えられません。仕事をしている人間にそんなことできないですよ」「急に言われても無理です」と言って困惑している人や、「自分より悪い生活習慣の人がいる。自分はそんなに悪い生活はしていない」とか、「頑張ったからといって合併症が出ないという保証もない」とか言う人である。現在の生活習慣を変えることの大変さと、変えることができない理由が多く語られ、推奨される生活習慣を取り入れることによって得られるメリットの不確かさを言う人がいる。生活習慣を変えることのメリットと自分にとってのデメリットを天秤にかけながら、医療者が推奨している自己管理行動を取り入れる必要性について迷いながら、決断できない状態に陥っているように見受けられる。また、「人前で食べる量を減らしている人もいるけど、あんなことはしたくない」「（教育入院の時に指導された内容に対して）こんな生活はできないと思った」「治療、治療と考えていると、自分の楽しみがなくなる」「生きた屍のような生活はしたくない」など、身近にいる糖尿病患者が行なっている療養行動に対する嫌悪感を吐露する人もいる。過度なマイナスイメージが影響しているようである。「糖尿病と言われても今は元気だし、よくわからない」「合併症は怖いけど、実感がない」などと言う人もいる。しかし、自分は大丈夫と思いたい感情も、不安を回避しようとしているだけの

ように感じられる。

3）糖尿病と向き合えない患者

　筆者は、患者は誰しも「治療が必要であると認識し頑張りたい気持ち」と「これまでの生活習慣を変えたくないという気持ち」とで揺れ動くのではないかと考えていたのであるが、研究の結果、上記のように患者には2つのタイプがある、と認識を改めた。つまり、自己管理行動の実施を決断した患者は、揺れることなく決断していたのである。現在の生活習慣を維持したいと願う患者は、病気の不安を抱えながら揺れていると考えられる。とくに、自己管理行動の実施を躊躇している患者は、糖尿病は症状もなく元気なので、自分が病気であるという実感が持てずに「糖尿病と向き合えない」でいるようである。

4）価値観——社会生活と私生活

　自己管理行動を実施することを決断している患者は、社会的な生活レベルを維持することに価値を置いているのに対して、現在の生活習慣を変えられないと感じている患者は、現時点での生活習慣を自らが築いた私生活のパターンとして価値づけているように思われる。価値とは意思決定の根幹をなすものであり、価値は行動の方向性に影響する[14]。価値観の違いは、実際に行なう自己管理行動をどのように実施するのかという戦略にも大きく影響する。

自己管理行動実施への戦略

　自己管理行動を実施すると決めることができた患者は、自己管理行動実施への戦略を立てる。

1）数値目標

　「体重は○○kgまで下げる」「HbA_{1c}を6.5％未満にする」などと、努力目標に具体的な数値をあげている。

2）現状分析と対策

　自己の治療環境に目を向けて、自己管理行動を継続しやすい条件と、自己管理行動から逸脱しやすい条件について分析している。多くの患者が自己の行動を振り返り、具体的に、いつ、どこで、どのような状況で失敗するかを的確に分析していた。そして、「このような時は過食するから、回数を減らします」「過食しないための工夫として○○することにしている」などと、糖尿病治療に適した生活を送るための具体的な調整方法について語ることができている。また、断われない外食や、たまには食事を思い切り楽しみたい日もあるということを自覚していて、「1か月に1回だけは何も考えないで食べていい日を決めている」とか、「どこかで息抜きは必要です」などと患者自らが語っている。

運動療法に関する自己管理行動としては、「雨の日はトレーニングジムに行く」「1週間に3回以上、1時間以上歩くと決め、できない日は次の日に歩く」などがあった。

行動意図——何のための努力か？

●生活習慣を変えることはできないという思いを強く持つ患者の場合

一方、現在の生活習慣を維持したいと考えている患者は、どうにか今の生活習慣を維持しつつ、健康を悪化させないための情報を収集しようとしているようである。例えば、「食物繊維が多ければ血糖が上がらないから、繊維が多い食品(きな粉、寒天など)を食べる」「体に良いカロリーが少ないものを食べています」などと言う。それは、摂取量を自制するのではなく、健康に良い食品や食べてもよい食品を探す努力を行なっているのである。

また、「糖尿病食みたいな食事では仕事ができないのではないか」とか、「栄養失調になって他の病気にかかりませんか」などと、推奨される糖尿病食では低栄養による健康被害が出るのではないかと心配をしている人も少なくない。

彼らの自己管理行動の戦略の特徴は、「血糖が下がるサプリメント(お茶など)を使う」「活動量は増やすが、食事は減らさない」「日本酒を焼酎に変える」「洋菓子を食べないで和菓子にする」「米飯を減らす」「薬だけはちゃんと飲む」などのように、自分がこれならできると考えられる行動を選択し、それだけは行なうと決めることのようである。食事摂取量を減らさないための知識を求め、サプリメントの使用や繊維性の食品を食べるという行動を選択している。彼らの行動意図は何か。食べないための努力ではなく、むしろその逆で、食べ続けることができるための努力としての知識の探索であることに注意を払う必要がある。患者の自己管理行動をみる際、本人は何を目的としてそれを行なっているのか、その行動意図(intention)[15]を問うことは極めて重要である。

現代は、健康食品に関する情報が氾濫していて、テレビやインターネットから容易に情報が入ってくる。しかし、信頼できない情報が混在しているし、商業目的で流されている情報も多い。糖尿病治療の観点からは信じてしまうと危ない情報もある。患者がそれを見分けられずに、吟味しないで自分に都合よく解釈している場合もあるので、看護師としてはそのことを患者に伝えていく必要がある。

自己管理行動を阻む要因との遭遇

自己管理行動を行なうにあたり、多くの患者は前項で述べたとおり、自らの戦略をもとに行動しようと試みる。しかし、社会生活を営んでいくうえでは、多くの"自己管理行動を阻む要因"との遭遇を避けることはできない。とくに、自分の立てた戦略は実行可能であると考えていた患者は、「やろうと思っても、できなかった」経験を持つことになる。「人に誘われたら断れない」というような経験を重ねることで、自分にはできないという無力感を味わっている人も多い。

1）困難の予期

　数値目標を設定し、治療環境を分析している患者は、自己管理行動を阻む要因との遭遇を予期し、対処方法について前もって思索している。「必ず過食することが考えられる場合は、その前後で摂取量を減らして調整している」「食べ始めてから途中でやめることなど自分にはできないから、食べる日を決めて、その時だけは我慢しないで食べることにしています」「外食する機会は月に〇回と決めて、それ以上は断わる」などがそれにあたる。こうした心構えによって、過食を避けることと我慢しすぎないこととのバランスをとっている。

　とくに、負担感が強いことが予測される食事療法について、「何も考えずに食べてよい日を決め、それを励みに頑張る。それがなかったら、逆に我慢できなくて食べてしまうと思う」という話を聞いたときには、つくづく実感がこもっていると思った。自己管理行動にも息抜きの日が必要なようである。そうでなければ、精神的にストレスが大きく、結局、継続は困難である。それを自覚している患者は、過食する危険性が高い状況での自分の行動や感情を振り返ることにより、できるだけ無理のない方法で過食を防ごうと考えている。

2）条件反射

　人は自分の行動や態度、感情、思考過程等について、それらが習慣的なものであればあるだけ、その場面、その頻度および行動に気づくことは少ない[16]。つまり、無意識に条件反射的に食べてしまうということである。だとすれば、食べてしまう条件刺激となる状況に目を向けることにはとても大きな意味がある。看護師としては、そのように自己コントロールの工夫を考えている患者を認め、支持することが重要である。

　習慣を是正するには、患者が意識して自己の治療環境を分析し、具体的な問題に気づくことが重要なのである。それに対して自分なりに実行可能な対処方法を考えていくことが、自己管理行動を阻む要因の回避につながっている。

定期受診

　定期受診時の数値データについては、すべての患者が「気になる」と答えていたのは興味深い結果である。ある患者は、「少しでも、0.1でも良い結果であってほしい。このあいだ『0.1良くなった』と喜んで言ったら、医師に『誤差範囲ですよ』と流されてしまいましたけど。それでも良い結果が欲しい」と語っていた。また、「医師に頑張っていると思われたい。結果が悪いときは、できることなら『頑張っているけどデータが良くならなくて残念ですね』って、言ってほしいですよ」と語る患者もいた。「データが悪いと恥ずかしい」「データが改善しないと、『頑張れないなら、もう受診しなくていいですよ』って断られるのではないかと不安です」という患者の気持ちを医療者は知る必要がある。

　すべての患者が、少なくとも受診前には何らかの調整を試みていると言っている。ただし、その調整期間は人によってさまざまであった。「半月くらい前から、かなり注

意して、良いと言われることはしています」と言う患者もいれば、「せいぜい頑張れるのは3日間です。その3日は頑張ります。でも、3日間ではHbA$_{1c}$は変わりませんね」と苦笑する患者もいる。さらには、「受診前日になって焦っています。夜食を食べないとか、夕食を減らすか、くらいです」など言う患者もいるにはいる。しかし、「もし、定期受診がなかったら、本当に怖いです。自分がどこまで頑張れるかわかりません」というのが大多数の患者の思いなのである。

　検査結果を前にしての経験の仕方はいろいろである。「子供が親に成績通知表を出す時の気分です」と言う人もいれば、「自分はエリートでやってきましたから、上から目線で『もう少し頑張れることがありませんか』って、えらそうに言われるのは心外です」と話してくれた患者もいる。「自分はできない患者です。自分は食事も減らせないし、運動も苦手だから、いつも受診の前は嫌な気分です。でも、受診は大切です。自分が受診しなくなったら、もう終わりだと思っている。一度、受診をキャンセルしたらもうだめです。受診して、先生に怒られること。それだけを継続しようと思っています」と語る患者の心境のなんと複雑なことか。医療者は検査データだけから安易に患者を決めつけるような言動は慎まなければいけないと思う。少なくとも、患者は定期的な受診が非常に重要な行動であることだけは理解しているのである。

数値データについての患者自身の評価と分析

1）定期受診に臨む態度

　定期受診時には、医師から検査の結果が告げられ、血液データや体重の推移をもとに、患者は前回受診後の生活について尋ねられることが多いであろう。少しでも結果が良ければ患者は嬉しそうであり、良くなければうつむき加減で辛そうである。患者自身頑張ったという気持ちがある場合は「たぶん、○○のしたことが良かったのではないか」「実は、先月から△△を始めてみました」「頑張って歩いています」などと嬉しそうに話される。頑張っているにもかかわらず好ましい結果が得られなかった場合は、「外食が多かったからかな？　その分、運動は頑張ったのですが」などと、何が良かったのか、何がいけなかったのかを真剣に考える姿が見られる。ところが、頑張っているとの自覚が持てていない患者は、言葉数が少なく「やっぱり、良くない。仕方ないな」とか、「入院だけはしたくないから、薬だけは頑張って飲む」などと語るだけのことが多いようである。真剣に悩む姿を見せないのか、それとも考えるのが辛いのであろうか。

　自分では頑張っているのに良くならないと感じている患者の中に、「できることはやっている。これ以上のことはできない」「頑張っているけど体重は減らない。どうしたら痩せるのかわからない。先生は痩せろと言うけど、痩せないもの仕方ない」と、一見投げやりな態度だったり、「検査データは本当に正しいのか？　本当に自分のデータは先生が言うように悪いのですか？」と質問してくる患者がいる。「頑張っても血液データが悪い時もあるし、あんまり頑張っていない時にちょっと良いことがあるから、もう気にしないようにしています」「薬が効けば良くなるでしょう」などという発

言も聞かれる。彼らの場合、自己管理行動の効果を疑っているようでもあり、気になるところである。

2）数値データを知ることが自己管理行動に活かされているか

　数値目標を定めて自己管理行動を行なっている患者は、データの推移に敏感に反応し、自己管理行動の実施状況や生活状況を振り返りながら細かく評価し、それを次に活かそうとする。データが良ければ「もっと頑張ろう」、データが悪ければ「次は頑張ろう」と、自己管理行動への動機づけとする前向きな言葉が聞かれる。

　それに対して、数値目標を設定していない患者は、悪化を示す数値結果に直面すると無力感を経験していることが多い。良好な数値結果が示された場合も、自己管理行動との関連について振り返ることは少ない。そのため、受診が次の自己管理行動への動機づけにはつながっていないようである。

　カロリーの低い食品を食べるように心がけていてもちょっとした間食で血液データが改善しないことや、毎日ウォーキングを行なっていても、その後のチョコレートの一口によって効果が現われないということがある。患者は、努力したからといって必ずしも血液データが改善しないことを経験している。しかし、定期的に受診して血液データを確認することは、疾病のコントロール状況を評価し、合併症の予防を考えた治療の選択を行なう上でとても重要である。そのことについて患者と医療者の理解が一致して、受診を患者の自己管理行動の維持と改善にどう活かしていけるかが療養支援の課題であると考える。

　しかし、現状をみる限り、医療者は数値データの評価が主となり、目に見えない患者の日々の工夫や努力は評価されていないように思われる。

　頑張って自己管理行動を継続していくことを決断していても、血液データの改善につながらず、自己努力が評価されることもないとしたら、これまでの努力に対する疲労感と無力感を覚えるであろう。そして、「もう考えたくない」というあきらめや、「なるようになれ」という自己放棄的態度をとるようになるかもしれない。自己防衛機制がはたらいた結果だととらえれば、そんな彼らを責めることなどできないと思うのである。

　医療者が「患者の努力を認める」ことの重要性については多くの書物に書かれているが、それは具体的にどのように関わることなのかを明らかにする必要がある。看護学は実践の科学であると言われる。そうであるならば、患者の工夫や努力を認める具体的な支援方法がもっと追求されなければならないと考える。

　インターネットなどから容易に情報が収集できる今日、患者の知識が増えるのはよいことだが、中には誤った情報が含まれている場合も少なくない。専門知識を有する医療者は、それを見分けられなければならない。しかし、誤った知識を持つ患者に対して自分の持つ正しい知識を教えることが指導だと単純に考えるのはちょっと待ってほしい。患者は、自分の病気をどうにか改善したいという思いから情報収集のアクションを起こしたのである。その思いと積極性は、肯定的な評価に値する。ならば、

それを真っ先に評価し、フィードバックすることが重要なのではないだろうか。

筆者は、患者が信じ込んでいるその情報は危険だなと頭の中で思ったとしても、患者が話しているときは終わりまで聞くようにしている。患者がなぜそのようにしたのか、気持ちを理解することが大切だと考えるからである。「ご自分の病気を改善したいと思って、いろいろ調べられたのですね」と声をかけ、決して否定はしないように心がけている。看護師は、患者が自分のことを気兼ねなく正直に話せるような相手でありたい。さらに、患者が話すことによって楽しくなれる支援者でありたいと思うのである。

3) 看護師が行なう面接

筆者は、患者が意識的に自己管理行動として行なっている内容をすべて語ってもらう。話し終えて患者が満足した後に、「少しだけ、気になったことがあるのですが、お話ししてもいいですか?」と尋ねる。許可が得られた時だけ、こちらが気づいた"良くない情報"について説明する。患者が「いいです」と言ってくれない時は、患者はまだ十分に自分の努力を医療者は認めてくれていないという気持ちが残っているのだな、と受けとめる。そういう状態だと、説明しても素直に頭に入っていかないと思うので、「少し伝えたいことがあるので、今度また、お話ししたい時に声をかけてください」とだけ言って、次の機会を待つことにしている。

患者は必ず、次回の受診時に声をかけてくる。医療者の一員である看護師が何を自分に伝えたかったのか、やはり気になるようである。今度は患者に話を聞く準備状態ができている。そこで、「あなたが行なっている○○は、・・・・・のようなことが考えられます。私の考えでは、あなたの努力がより効果をもたらすのは、もしくは安全にそれを行なうためには△△のほうだと思います」というような伝え方をする。患者の選択した○○について否定的な表現は使わないように気をつける。しかし、自分が勧める△△については裏づけとなるデータなど必要な情報はできる限り準備する。

多くの医療者は多忙である。診断を下す医師は「これだけは伝えなくてはいけない」ということが優先する。それは当然のことだと考える。しかし、慢性疾患の治療は、1回の処方で完結するものではない。次回受診日を設けて患者を待つことは、遠回りでは決してない。患者がセルフケア能力を獲得するためには時間が必要なのである。自分の病気を改善させたいと願う患者は、自己管理行動に伴ってさまざまな経験を重ねており、次の受診の機会にはその意味を確かめて安心したい、あるいは生活の改善につなげたいと思っている。だから彼らは戻ってくる。それを信じて待つのである。もし、「話したいことがある」と患者に投げかけたにもかかわらず、その患者が再び姿を見せなかったとすれば、それは支援者として受け入れられなかったということを意味する。患者の"リターン率"は看護師の支援能力の指標になるかもしれない。

自己管理行動に伴う肯定的な感情

これまでの経験を振り返って「今の生活に少し慣れました」「習慣なんて所詮自分が

したいようにしていただけですから」「発症前の生活が異常でした。今の生活のほうが、たぶん、まともなのだと思います」などと言っている患者は、自己管理行動への動機づけが高まっていると考えていいであろう。推奨された療養生活の習慣化ができて、自己管理行動の負担感も軽減していることがうかがわれる。

家族や医療者から、「頑張っていますね」と言われると、「子供が親や教師にほめられているような感じですが、この歳になってもうれしいものです」とか、「定期受診で先生にみられていることが抑止力になります。苦言も含めて、受診している限り頑張れます」などという言葉も、現在の療養生活を肯定的にとらえようとしている気持ちがうかがえる。「これくらいではへこたれませんよ。自分がこんなこともできない人間とは思いたくないし、他人から思われたくもないですよ」という気持ちを表明する人もいる。人間は、自分を取り巻く重要他者から認められることが励みになる。他者からの承認欲求が高いということは、医療者の承認は動機づけをさらに高めるということである。

また、糖尿病になったことで多くの気づきが得られたと話す患者がいることも注目に値する。「糖尿病になって、今までの生活を振り返ることで多くのことを学びました。糖尿病になって良かった」「今までは、自分が食事をすることに集中していましたが、糖尿病になって、ゆっくりと噛んで食事をするようになり、食事中の会話が増え、子供たちのこともよくわかるようになりました」と言う人たちのことである。「低カロリーの食事の作り方を勉強して周囲の人に教えてあげました。そうすると、皆から『楽にダイエットに成功した。ありがとう』って言われてうれしい」と言って、今ではそれが生きがいになっている人もいる。このように、糖尿病になったことを否定的にとらえず肯定的にとらえ直している人がいることに、筆者は、人間の力の大きさと強さを感じることがある。

数値データや自己管理行動との関連を分析し、自己管理行動への動機づけを強化している患者は、自尊心を高めている。糖尿病と共に生きる中で新たな価値を獲得し、糖尿病になったことで自分らしい生活を経験することができていると感じている。彼らは、慢性病と共により良く生きること[17]を実現していると言えよう。

否定的な感情を持ってしまう患者

否定的な感情を持ってしまう患者もいる。頑張っているのに効果が出ないのは辛い経験である。それでも自己管理行動を続けるのは心理的な負担感が大きい。自己コントロールができていない自覚や、努力の効果が見えないことで自己効力感[18]を低下させ、無力感[19]におそわれる。また、医療者から「だめな患者」という烙印を押されているのではないかと疑う陰性感情を持ってしまったりする（☞第6章-7 スティグマ Stigma）。「先生は意志の弱い奴だと思っているでしょうね」「定期受診に来るのが怖い」「そのうち、来るなと言われるのではないか」と心配している患者も少なくない。「頑張ろうと思ってもできない。私は意志が弱い人間ですから」と語る患者が多かった。自己嫌悪感や罪悪感を抱いているかのようである[20,21]。

「そのうち、歳で食べられなくなりますよ。だから、食べられるうちに食べているんです」と、治療への拒否的な態度を示す患者もいる。あるいは、「若い頃に比べたら減っています。これ以上は頑張れないし、自分の血糖はこの程度で仕方ないと思います」と、あきらめを口にする人もいる。「そのうち先生もあきらめてくれるでしょう」と、無関心とも取れる言葉や、「頑張ったからといって、合併症が出ない保証はない」「食べるものを我慢してまで長生きしたくはない」「食べないで、動いて、そんな地獄のような生活をするなら死んだほうがいい」などという言葉もよく聞かれる。しかし、筆者には、これらはみな苦しまぎれの正当化のように聞こえる。心の底から、このままでいいと思っているわけではないと思う。

否定的な感情を経験している患者は、思うように自己管理行動が実施できないという失敗体験を重ねていて、医療者からのチェックは自尊心を脅かす体験となっているのではないだろうか。そんな苦しい体験から逃れるための戦略として、自己管理行動を実施しない理由を作ったり、データの推移に無関心を装ったりしている。患者は自己を擁護しているのである。そのように患者を理解できれば、誰も患者を責めることはできないと思う。

看護師は、否定的な感情に支配されている患者であっても、合併症の危険については理解しているということを知るべきである。彼らが辛い経験をしていることに理解を示すことが支援的なかかわりの第一歩になる。データにとらわれて「できていないこと」に目を向けて「指導」しようとするのではなく、数値データには反映されていない患者の工夫や努力に関心を向けて話しかけるとよいだろう。そして、今は良い検査結果を出せていないとしても、その行動を肯定して、医療者の承認としてフィードバックするのである。そのためには、患者が辛い思いを楽に話せる機会を作ることが重要である[20]。

行動の修正

自己管理行動に伴う患者の経験はさまざまであり、また、経験のしかたは一様ではなく、患者のタイプに違いが見られるということを述べてきた。では、受診の結果患者は必要と考えられた行動の修正をどのように行なっているのであろうか。

自己管理行動は、過食の原因を明らかにすること、健康のことを無視した生活をしていたこと、身体活動量が明らかに不足していたことなどを1つひとつ振り返り、不足していた必要な知識を導入することによって行なわれている。「今から考えると恐ろしいほど食べていました。あれでは病気になりますよ」「馬鹿でした。知識がなくて、好きなようにしていました」「テレビや雑誌でみても、自分のこととは思えなかった。これからは頑張ります」などの反省が行動修正の動機づけとなる。そして、「カロリーの少ない調理方法の勉強をしています」「時々は医学書をみて、自分を戒めています」などと、知識の導入による修正が図られている。

しかし、患者が自己管理行動を必要とする療養生活に対して否定的な感情を経験していると、行動の修正プロセスに向かうことはむずかしい。

3　助言の受け止め方

　慢性疾患患者が自己管理行動を伴う療養生活を継続するには、自己効力感の高揚が重要であり、それには周囲の人からの支援が重要であると言われている[22,23]。しかし、患者の経験を聞いてみると、周囲の人からの助言の受け止め方は、患者によって大きく異なっていた。家族、友人および医療者の助言を自分への支援であると認識できる患者ばかりでなく、助言されることが患者を苦しめる結果につながっていることもあるようである。

助言を支援ととらえている患者

　「現状を維持したい。そして、今のままの状態で長生きしたい」と感じており、「孫が成人するまでは生きていたい」「家族に迷惑をかけないように元気でいたい」「できることはして、少しでも家族の役に立ちたい。これでもまだ、会社の役には立っているのですよ」などと語るのは、周囲からの助言を支援として受け止めている患者である。周囲との人間関係の中から、自分が元気でいることの意味を見いだしている。自分の存在価値を感じており、自己管理行動の主体は自分自身であるとの自覚が強い。周囲からの情報を積極的に取り入れる努力をしていると同時に、「いくら良いことだと言われても、できないことはできません。これはできるかなと思うことを積極的にやっています」などと、うまく調整しながら日常生活に取り入れようとしているのも特徴である。

　受診後に家族から血液データを聞かれることについても、「家族が心配してくれているから、ちょっとでも良い結果を伝えたい。だから頑張らないといけない」と自分への励ましにしている。「良い結果は、食事を作ってくれる妻へのご褒美だと思う」「データが悪いときは、何が悪かったか話し合います」と、家族と一緒に努力していることを強調する言葉も聞かれる。「日常的に細かいことまで気をつけてくれて助言してくれる人がいるから頑張れる」と友人や家族の応援に感謝し、「自分にもまだできることがある」「自分がいなかったら困る人がいる」と自分の存在価値を認めている。人と人との相互作用を情緒的なサポートとして実感できている発言にふれると、愛情を感じることと、社会的集団の中での存在価値を自覚することが人間の大きな力になるということを改めて感じる。

　人間は、お互いに支え合いながら相互作用の中で、相手のためにも自分をケアしたいと思う[24]。患者は、他者に支援されながら自分も他者を支援することができるのである。患者としては自己管理することで元気でいることが感謝の気持ちを伝えることなのである。

助言を否定的に受け止めている患者

　一方、周囲からの助言を否定的に受けとめている患者も少なくはない。家族が食事

内容を考えて食事を作っていても、そのことに気づいていない患者がいる。そもそも「家族に支援してもらうつもりはない」という発言も聞かれる。家族が心配して低カロリーの食事を準備することに対して、「あれは意地悪しているだけ。いじめと一緒ですよ。あんなもの…私が好きでないものばかり作られても、食べられません」と言って、周囲の支援を支援とは受け止められない患者がいるのである。相互作用の中で情緒的サポートを実感できていない人である。

療養行動の継続が思うようにできない状況については、「したくてもできない。頑張っていることは誰も認めてくれない」と言う。他者からの承認が得られないことで劣等感や無力感を募らせ、血液データをもとに医師に助言されることに対しては「厳しい」と受けとめている。「先生は以前の体重を知らないから減らすように言うが、少しは減っている」「元気な人にこの気持ちはわからない」と反発する場合もある。自尊感情が脅かされている状況である。自暴自棄的に振る舞う人もいるが、「自分に自信が持てない」と語る患者もいる。

「できない」ことを認めさせられ、努力したことは認めてもらえないことが繰り返されることで、ますます無力感が強まる。ついには自分の存在すら否定的にとらえるようになる。それが「長生きしようとは思わない」などの発言につながっている。

4 患者の感情傾向と看護支援

ここまで、2型糖尿病患者の自己管理行動に伴う経験についてみてきた。その結果、肯定的な感情を抱きながら自己管理行動を継続できている患者と、否定的な感情を抱いている患者に大きく分かれることがわかった。看護師に求められているのは、患者が肯定的な感情とともに療養生活を継続できるよう支援することである。

決断のプロセス

肯定的な感情を抱きながら自己管理行動を継続できるためには、まず、糖尿病と診断されて初めて自己管理行動の必要性を医療者から指導されたとき、自己管理行動の必要性を理解することと、それを患者自身が決断するプロセスを経験することが非常に重要であるということが、筆者らの研究から明らかになった。

初回受診後、患者は必要な自己管理行動を指示される。これまでの生活習慣を変更できるかどうかを問われることなので、冷静に受けとめてすぐに的確な判断ができる人は少ない。患者にとっては診断を受容すること自体が一仕事である。

自己管理行動を実施するという決断は、現在の生活習慣を振り返って分析し、継続を困難にする障害要因を予測して、対策的な戦略が立てられた上で初めて現実的に有効なものとなる。医療者が指示しただけで決断に至るわけではない。患者が状況を理解し、納得し、自ら判断して決断に至るプロセスがあるのである。看護師の支援は、そのプロセスに寄り添うことである。それは患者を理解することになるであろう。

決断のプロセスが不十分だと、努力してもうまくいかない現実に遭遇すると対処す

ることができずに、否定的な感情につながってしまうようである。医療者から検査結果の数値だけから評価を下され続けるとなおさらであろう。

診断直後の看護介入

糖尿病診断直後は、看護師が支援者として介入する機会である。目的は次の2つである。

① 患者が自分の病気を冷静に受け止めるための支援
② 患者が行なっている努力を尋ねる。話を聞く。承認する。

1）冷静に受け止めるための支援

患者のペースに合わせて行なうことが大事なので、少し時間がかかるかもしれない。とくに診断初期の患者は疾病の理解も十分ではなく、自らの現状と治療に必要とされる知識とをうまく統合することができない患者もいる[25]。冷静に現状を考えられる力を回復するには、診断によってわき上がったさまざまな感情を吐き出すことが必要である。看護師にできることは、その機会を作ることである。感情的に混乱して心ここにあらずでは、何を聞いてもちっとも頭に入らないという体験は誰にでもあると思う。患者が感情を整理できる時間を"一緒に待つ"こと[26]も重要な看護支援ではないかと考える。

2）患者の努力を認める──尋ねる、話を聞く、承認する

医療者には当たり前と思えることでも、患者にとっては重大な問題であることがある。その逆もある。どんな些細なことでもよい、その患者の努力を認めること。例えば、受診するという行動だけでも、社会生活を営んでいる者にとっては、時間を調整し、手続きを要することであり、周囲の人に協力を求めて初めて実現したことであったかもしれない。悪いデータを指摘されるのではないかと不安を感じながら受診行動を起こした患者は、それだけでも十分に頑張っているのではないだろうか。そのことを患者に尋ね、患者に語らせてあげてほしい。話が受け止められ、行動した自分が承認されることで、患者の心は幾分かは軽くなるであろう。そのとき、看護師は"寄り添う"者として患者に近づけたのである。

日常における否定的な感情は食欲求を高めるという指摘[27]にも注目したい。患者の努力と感情に対する承認は、患者が抱きがちな否定的な感情を緩和するであろう。そう考えれば、ここで述べているように患者自身の話を聞くことは、療養支援としてまず第一に行なうべきことになる。

適切な自己管理行動支援を行なうためには、患者の生活実態を知る必要がある。そして、生活習慣に問題を探るだけではなく、こういう生活パターンなのでこういうことが起こりやすいという流れを理解してアドバイスに活かすことが重要である。そのためにも、まず患者の経験を尋ねることから始めるのである。

看護師は話の聞き手になる。しかし、それを「看護のための」情報収集の「手段」

とは考えないでいただきたい。話を聞くということは、第一に、寄り添い、患者の感情に付き合う[28]看護実践そのものでなければならない。

　患者は経験を語りながら、今までの生活を振り返り、自分と客観的に対峙することができる。そうして初めて自己管理行動の必要性を理解する。そのようなプロセスを経て患者は生活習慣を変える決断をする。決断の主体は患者である。看護師はその決断を支持するのである。

5　承認欲求を満たす

　ここまで、筆者らの研究にもとづいて、患者の"経験"の仕方が異なること、そして、行動に伴う感情は肯定的か否定的かに分けることができ、それが患者の自己管理行動に大きく影響していることを述べてきた。その患者の感情傾向は、家族の有無、職業の有無、病歴などの背景要因とは関連していなかった。家族がいても否定的な感情が強い患者がいる一方、家族がなく一人暮らしでも、友人や医療者との相互関係の中で肯定的な感情を持ちながら生活できている患者がいる。何がそうした感情傾向を支配しているのであろうか。

　ただ1つだけ、支援者の心得にかかわることとして言えるのは、すべての人間は他者からの承認を欲している、ということである。

「認められたい」という感情

　人間は他者を認識する能力が高く、社会生活を営む中で「誰かに認められたい」という感情がある。人間の基本的欲求についてはマズロー[29]の5段階ニード説が有名である。すなわち、生理的欲求 physiological need、安全欲求 safety need、所属と愛の欲求 social need/love and belonging、承認欲求 esteem、自己実現 self actualization の5つの欲求である。生理的欲求から承認欲求まではいずれも欠乏欲求 deficiency needs である。これらの欲求が満たされないとき、人は不安や緊張を感じる。それに対して、最高段階に位置づけられた自己実現は、欠乏を満たす欲求とは異質なもので、自分が人間としてそうありたいと願う、自己成長欲求と言うべきものである。マズローの人間観は、自己実現に向かって成長し続ける存在と考えるものだが、自己実現の直前に承認欲求が置かれているのは興味深い。

1）承認欲求のタイプ

　承認欲求とは、自分が集団から価値ある存在と認められ尊重されることを求める欲求であり、対人関係を学習する過程で生まれてくるものである。それには、他人から認められたいという他者承認欲求と、理想とする自己像に自分を重ねて現在の自分を肯定的に認めたいという自己承認欲求の2つがあると考えられる。さらに、どのように認められたいのかという「認められ方」の違いによって、表2-2に示すような3つのタイプにも分けることができる。これは、ビジネス界での生産性の向上における日

表 2-2 ● 承認欲求の 3 分類*

上位承認欲求	自分が他人よりも優位な関係で認められたいという欲求である。極度のナルシストか、他者に対して強い猜疑心を抱えている人に多い。このような人は、自己の理想像も高くなるため、現実とのギャップが大きくなることが考えられる。
対等承認欲求	読んで字の如く他人と自分の関係が平等であることを望む欲求である。これは、「人並みに認められたい」と考える劣等感の持ち主にしばしば見られる欲求である。
下位承認欲求	自分が他人から蔑まれたい、あるいは吹けば飛ぶような存在だと思ってほしいという欲求である。社会的・道義的な責任を背負いたくないと考え、他人に依存、保護されたいと思う人に多い。

*太田肇[30]の記述をもとに筆者が作成。ただし、本の中では上位承認欲求、対等承認欲求、下位承認欲求という言葉は使われていない。太田は裏承認、表承認などの表現で微妙な日本人の承認欲求について論じている。

本人の承認欲求について書かれた書物[30,31]参考にしたものであるが、一般的にもそのまま通用すると考える。

　医療者が患者の努力を認める言葉を投げかけたとしても、「自分は、こんなくらいでは満足しません」と極端なダイエットや過激に運動する患者と出会うことがあるし、逆に、「自分にはできません。諦めてください」「私は頑張れない人ですから・・・」などと言う患者もいる。そして、極端なダイエットや過激に運動する患者の中には、自分の思った結果が出ないと、極端に「無理です。できません」と訴えたりする場合もある。通常の生活を送り健全に暮らすことができている多くの人間が「人並みに認められたい」と考えるのは、健康的な承認欲求であると考えられる。しかし、「人並み」も個人によって差がある。また、他者から承認を送っていても、劣等感が強く自己承認ができない人は承認欲求が満たされない、ということもあるだろう。

　人は認められていないと思うと、自ずと不平や不満がわいてくる。言い訳もしたくなる。筆者の経験から言うと、承認されないと感じた時の反応として、「もうできない。無理です」とあきらめてしまう傾向があること、すなわち、下位承認欲求が強くなる危険性があるように思う。支援者は患者が糖尿病治療に必要な自己管理行動の継続をあきらめてしまわないように、可能な限り患者の努力を承認していくことが重要である。

2）むずかしい患者

　劣等感が強く、自己承認することができない人は承認欲求が満たされにくい。逆に、過大に自己評価している人は、他者の評価に対して、自分はそんな人間ではない、もっと認められるべきであるなどと不満を抱きやすいであろう。自己の理想像が非常に高い場合も自己承認がむずかしい。

　原因は自分にはないと考えて、被害妄想的になり、他者の責任追及に転じる人もい

る。それではますます承認欲求は満たされにくい。

　いわゆる「むずかしい患者」の何がむずかしいのか、と考えてみると、このような場合が多いことに気づく。つまり、通常の承認では承認されていると認めることが困難な人たちなのではないだろうか。

　人間は非常に複雑で巧妙な態度で承認欲求を満足させようと努力している。例えば、強い上位承認欲求を持っている人間が、わざとへりくだった態度をとって相手に優越感や他者承認欲求への満足感を得てもらい、そのことで他者の感情をコントロールし、自分に関心を寄せようとすることがある。病気や不幸な環境に置かれていることを大げさに吹聴することによって、他人からの同情や歓心を買う（承認される）ことも、これと類似の行動である。

　やる気や頑張りを強調する「一生懸命頑張る」「額に汗して働く」「精一杯努力する」といった表現も、努力している「量」を評価してもらうための表現であるが、日本人はそういう言葉に弱い傾向があるように思う。しかし、今日の医療現場では、血液データという客観的な数値で評価され、努力の量については評価されにくくなっている。科学的に正しい治療を進めるためには当然のことと了解できればいいのであるが、すべての日本人がこのような結果評価に適応できているとは言えない。そこに問題が生じる恐れがある。

　看護師は医療者の一員であるが、同時に患者のパートナーとして、両者の溝を埋める存在にならなければならない。

共感的傾聴とは

　患者が自らの努力を語る機会をつくり、まずその話を聞くという看護師の支援の重要性については既に述べた。しかし、同情、同化、共感、傾聴などの概念が十分に理解されていないのではないかと感じることがある。以下、私見を述べる。

　共感とは、他者の固有の感情を自らも主観的に経験し共有する能力のことである。それには他者の立場に身を置くこと、他者の感情に焦点をあてて理解することができなければならない。看護師は患者についての理解を患者の言葉を用いて、相手の世界の認知的な気づきとともに温かさ、誠実さをフィードバックする必要があると言われている[32]。この意味で、共感的傾聴という言葉を使いたい。

　同情とは、他人の不幸や苦悩を、自分のことのように思いやって労ることである。しかし、その方向は一方向であり、患者側は安全なところから見下ろされているように感じ、かえってみじめな気持になることがあるかもしれないと言われている。また、**同化**は、相手の話を聞きながら、性格、態度、思想などに感化され、「私も」「そうそう」と同感して、理解したつもりになってしまうことである。事実確認をしないで信じてしまう「早とちり」の危険も大いにある。

　同情は双方に対等な関係を築きにくい。また、同化は一種の錯誤であり、しばしば誤解の元になる。それがなぜ問題なのかと言えば、語りや感情を十分に表出させる問いかけがなくなり、相手が話したいことを自由に語るための環境を作ることができな

くなるからである。

　看護師は多くの患者と接して多くのエピソードを知っているので、患者の話を聞きながら、「あの人もそうだった」「このような人がいた」と思い当たることも多いであろう。それで、「そうそう、わかります。皆さんそうですよ」と答えてしまいがちではないだろうか。十分に話を聞き取ったうえでの応答なら安心してもらえるかもしれないが、患者側は、「この看護師はどの程度私のことをわかっているというのか。いい加減な気やすめは言わないでほしい」と感じるかもしれない。医療者の対応に対するこのような言葉を、筆者は実際に、患者から何度も聞いている。

　人はみなそれぞれ経験が違うので、完全に共感することはあり得ない。私はあなたにはなれないし、あなたは私にはなれないということである。だからこそ尋ねてみる、教えてもらう、話を聞く、確かめることが重要なのだと考える。

　自己管理行動を必要とする慢性疾患患者への療養支援とは、患者が自身が置かれている状況を冷静に見つめることができ、患者自身が治療に必要な知識が得たいと考えられるよう支援することである。自分の病気が悪化することを喜ぶ者はいない。否定的な感情を表わしている患者は、多くの場合、医療者を含めて周囲の人の不用意な言動に苦しめられた経験を持っていると考えられる。自身の自己効力の低下を感じ、無力感に苛まれているかもしれない。否定的な感情が優先すると、本来の理性や客観的に周囲をみる能力が発揮できない。患者自身が本来の力を発揮できるように環境を整えることが、看護師の重要な役割である。

●文献

1) American Diabetes Association(2006)：Standard of medical care in diabetes, Diabetes Care, 29, suppl, 1：S4-S42
2) Redman BK(2004)：Advances in patient education. 17-27, Springer, New York
3) Leventhal H, Johnson JE(1983)近澤範子訳(1990)：実験室実験と現場実験；自己調整理論の展開，Wooldridge PJ, *et al*. edit. 南裕子監訳：行動科学と看護理論；看護における研究・実践の発展のために，221-311．医学書院
4) Leventhal H *et al*.(1984)：Compliance：A self-regulation perspective, Doylegentry W, edit.：Handbook of Behavioral Medicine, Guilford Publications, New York
5) Donovan HS, Ward S(2001)：A representational approach to patient education, Journal of Nursing Scholarship, 33(3)：211-216
6) Donovan HS, Ward SE, *et al*.(2007)：An update on the representational approach to patient education, Journal of Nursing Scholarship, 39(3)：259-265
7) 鷲田清一(2008)：「聴く」ことの力；臨床哲学試論．阪急コミュニケーションズ
8) 野村幸正(1999)：臨床認知科学；個人的知識を超えて．174-208．関西大学出版部
9) Rubin RR, Peyrot M(1992)：Psychosocial problems and interventions in diabetes；A review of the literature, Diabetes Care, 15(11)：1640-57
10) Heisler M, *et al*.(2003)：When do patients and their physicians agree on diabetes treatment goals and strategies, and what difference does it make? J Gen Intern Med, 18(11)：893-902
11) 安酸史子，川口智恵子(1998)：食事自己管理の自己効力に関する糖尿病患者の認知と専門家の判断の比較．日本糖尿病教育・看護学会誌, 1(2)：96-103
12) Edelwich J, Brodsky A(1986)黒江ゆり子，他訳(2002)：糖尿病のケアリング；語られた生活体験と感

情．医学書院
13) 多留ちえみ，宮脇郁子(2008)：2型糖尿病患者の自己管理行動の実施に伴う経験．日本慢性看護学会誌．2(2)：57-65
14) Gleit CJ(1992)松原まなみ訳(1996)：健康の価値．安酸史子監訳：ナースのための看護教育と健康教育．134-150．医学書院
15) Schifter DE, Ajzen I(1985)：Intention, perceived control, and weight loss；An application of the theory of planned behavior, J Pers Soc Psychol, 49(3)：843-51
16) 坂野雄二(1995)：認知行動療法．日本評論社
17) Curtin M, Lubkin IM(1998)：What is chronicity?, Lubkin IM & Larsen PD edit.：Chronic Illness；Impact and Interventions, 4th ed., 3-25, Jones and Barlett Publishers, Sudbury, MA
18) Newnan AM(2006)：Self-Efficacy, Lubkin IM & Larsen PD edit.：Chronic Illness；Impact and Intervention, 6th ed., 103-120, Jones and Barlett Publishers, Sudbury, MA
19) Onega LL(2006)：Powerlessness．前掲書16)．305-320
20) 松田悦子，河口てる子，他(2002)：2型糖尿病患者の「つらさ」．日本赤十字看護大学紀要．16：37-44
21) 多留ちえみ，宮脇郁子，矢田真美子，他(2005)：2型糖尿病患者の食事療法負担感尺度の開発．糖尿病．48(6)：435-442
22) 金 外淑，他(1996)：慢性疾患患者の健康行動に対するセルフ・エフィカシーとストレス反応との関連．心身医．36(6)：500-505
23) 金 外淑，他(1998)：慢性疾患患者におけるソーシャルサポートとセルフ・エフィカシーの心理的ストレス軽減効果．心身医．38(5)：318-323
24) Mayeroff M(1971)田村真，向野宣之訳(1987)：ケアの本質；生きることの意味．83-90．ゆみる出版
25) van den Arend IJ, et al.(2001)：Experts' opinions on the profile of optimal care for patients with diabetes mellitus type 2 in the Netherlands, Neth J Med, 58(6)：225-31
26) 鷲田清一(2006)：「待つ」ということ．角川学芸出版
27) Macht M, Simons G(2000)：Emotions and eating in everyday life, Appetite 35(1)：65-71
28) Rollnick S, et al.(2008)：Motivational interviewing in health care；Helping Patients Change Behavior. The Guilford Press, New York
29) Maslow AH(1943)小口忠彦訳(1987)：人間性の心理学；モチベーションとパーソナリティ(改訂新版)．産能大学出版部
30) 太田肇(2007)：承認欲求；「認められたい」をどう活かすか．22-37．東洋経済新報社
31) 太田肇(2013)：表彰制度；会社を変える最強のモチベーション戦略．東洋経済新報社
32) Reynolds B(2005)川原礼子訳(2008)：共感のコンセプト分析．Cutcliffe JR, Mckenna HP edit．山田智恵里監訳(2008)：看護の重要コンセプト20；看護分野における概念分析の試み．91-106．エルゼビア・ジャパン

研究の要約 3

2型糖尿病患者の自己管理行動の実施に伴う経験*

*多留ちえみ，宮脇郁子(2008)：2型糖尿病患者の自己管理行動の実施に伴う経験，日本慢性看護学会誌，2(2)：57-65

目 的

　2型糖尿病は生活習慣病の代表的な疾患であり、食事および運動療法がその基礎療法である。糖尿病患者は、糖尿病の診断に伴い、ほとんど症状がないにもかかわらず、進行するかもしれない合併症の危険性を感じ、生活習慣を変えることの必要性を医療者から聞くことになる。2型糖尿病患者の中には、必要とされる自己管理行動を日常生活の中に取り入れ厳格に実行できる患者もいるが、いくら必要性を説明されても実行できない患者も多い。そうした患者に対して、患者の経験に寄り添う看護支援が有効であると言われている。患者に寄り添うということは、患者が診断や治療といった状況をどのように受け止め対処しているのか、また、対処の結果どのような新たな状況が発生し、どのような感情を抱いているのかを知るということでもある。一言で言いかえるなら、経験を理解しようとすることである。人間は体験を自己の内にとどめ、意味づけ、経験として記憶する。そして、経験は、その人のその後の行動に大きく影響する。2型糖尿病患者も自己管理行動に伴うさまざまな経験をしており、それがその後の行動の変化に関与していると考えられる。必要な自己管理行動が実行できている患者とそうでない患者とでは、糖尿病に対する受け止めや自己管理行動に伴う経験の仕方に違いがあるのかもしれない。

　これまで、糖尿病患者の経験については、診断時の心理的な衝撃への支援の重要性を指摘した研究や、生活習慣の修正に伴う行動変容の動機づけには前熟考期から維持期までの5つの変化ステージがあることを明らかにした研究などが知られている。また、糖尿病を持った患者が糖尿病の良好なコントロールを継続するなかで経験している認識について、①病気の知識に関する情報、②心理的な負担、③病気との折り合いのカテゴリーが相互に関連していると報告されている。さらに、患者と医療者との経験の違いについて、治療ゴールの設定や戦略においては医療者と患者は一致しない点があることや、患者と医療者では自己効力感を経験する状況が異なることを明らかにした研究もある。しかしながら、2型糖尿病患者の主観そのものに目を向け、推奨された自己管理行動をどのように経験しているのか、その実態を明らかにした研究はない。そこで我々は今回、2型糖尿病と診断された患者はどのような経験をしているのか、また、経験の違いと自己管理行動の実施状況との関連について検討することにした。

　本研究の目的は、糖尿病診断時から治療開始後約1年間にわたる、自己管理行動に伴う患者の経験を明らかにすることである。

　「自己管理行動実施に伴う経験」の定義：食事・運動・薬物療法の必要性をどのように受

け止め、自己管理行動に臨んだのか、自己管理行動を実行するための工夫や努力、それに伴う困難な出来事への対処、およびそれに伴う認知や感情などについて、患者が自らの言葉で語った内容である。

方法

対象者

兵庫県下のA大学病院の糖尿病専門外来に、2005年12月から2006年12月までに糖尿病初回受診をしたすべての患者のうち、治療開始から1年間以上同病院にて定期的外来治療を継続している患者17名に調査の依頼を行なった。その結果同意が得られた患者15名を調査対象とした。対象者の年齢は30～60歳代で、受診動機は検診結果の急激な悪化による者9名、合併症の出現および何らかの異常に気づき受診した者5名、白内障の手術前検査で指摘された者1名であった。治療内容については、初回受診後という状況で血糖のコントロール状況に応じて変更されることが多い時期であった。また、既婚の有無、職業の有無、家族歴などの背景要因もさまざまであった。

データの収集

自己管理行動実施における経験を尋ねる半構成的面接を行ない、初回受診時から1年間の経験について、

① 食事・運動・薬物療法の必要性をどのように受け止め、自己管理行動の開始にあたりどのように感じたのか

② 自己管理行動実施において、どのような努力をして、どのような困難があり、自己管理行動を継続することをどのように感じているのか

を、経時的な変化を含めて尋ねた。

面接調査は2回行なった。1回目の面接時間は20分～45分で、患者の許可を得て録音した。得た情報は調査者によって速やかに逐語記録に起こし、対象者の特定ができないように匿名化した。2回目の面接は次回受診の待ち時間もしくは受診後の5～10分間で、1回目の内容の意味を研究者の言葉で確認し、患者から追加の情報を得た。

データ収集期間：2007年8～10月の3か月間

分析方法

患者が語った内容を質的に分析し、そのデータから枠組みを構築し、概念間の関係を表わす言明によって諸概念を体系化するグランデッド・セオリー・アプローチ（Strauss & Corbin, 1998）を用いた。

1事例分ずつ、逐語録した内容を切片化し、1文1文の固まりにだけ集中して、その中にどのようなproperty（特性）とそれを特定するdimension（次元）が含まれているかをメモし、仮ラベル名を付け、さらにproperty（特性）とdimension（次元）を確認しながら、類似したラベル名をグループとして仮カテゴリー名をつけた。まず、最初の5事例が終わった後、抽出した仮カテゴリーと患者の自己管理行動の実行との関連に焦点をあてて概念生成を行ない、図式化した。これらの作業は、逐語録が完成したものから順次開始し、データ収集と分析作業を同時並行で進行させた。2回目の面接では、患者に分析結果を確認してもらうとともに、関連情報を得てproperty（特性）とdimension（次元）を追加し、分析結果の厳密性を確保した。2回目の面接からは新たな概念の抽出が見られず、理論的飽和に達したと判断した。

結 果

　多くの患者は、検診結果などから「糖尿病になるかもしれない。糖尿病かも知れない」と感じながらも初回受診を行なうまでに数年を要していた。

　自己管理行動に伴う経験について患者が語った内容をグランデッド・セオリー・アプローチを用いて分析した結果、7つのカテゴリー［自己管理行動実施への意図］［自己管理行動実施への戦略］［自己管理行動の実際］［数値データと自己管理行動との関連の分析］［肯定的感情］［否定的感情］［修正が必要な自己管理行動の確認］と、18のサブカテゴリーが抽出された。それらを関連づけると、2型糖尿病患者の自己管理行動に伴う経験は図のように表わされた（［　］はカテゴリー、【　】はサブカテゴリー）。

　1）［自己管理行動実施への意図］は、【治療実施への決断プロセス】と【現状の生活習慣維持への欲求】に2分された。【治療実施への決断プロセス】を経験した患者に【現状の生活習慣継続への欲求】について尋ねた結果は、「そんなこと、とるに足らないでしょう」「考えてもみませんでした」との言葉が聞かれた。【現状の生活習慣継続への欲求】を経験した患者に【治療実施への決断のプロセス】について尋ねたところ、【現状の生活習慣継続への欲求】についての発言が繰り返され、【治療実施への決断のプロセス】についての言葉は聞かれなかった。

　2）［自己管理行動実施への戦略］も、【治療実施への決断のプロセス】と【現状の生活習慣維持への欲求】という経験の違いによる影響は大きく、その意図や方法は2つに分かれる。

　3）［自己管理行動の実際］には4つのカテゴリーが抽出された。まず、すべての患者が各々の【効果的と思われる行動の実施】をするが、【自己管理行動を阻む要因との遭遇】

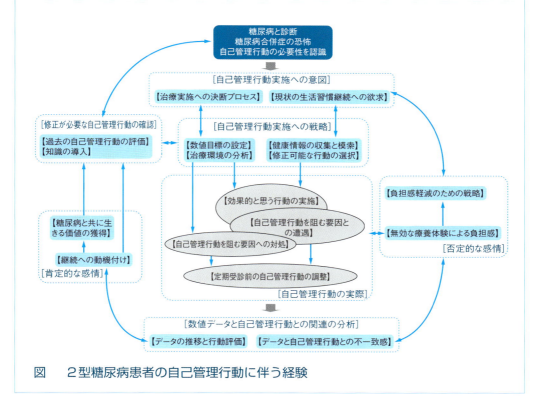

図　2型糖尿病患者の自己管理行動に伴う経験

で、それが困難な状況が出現する。しかし、【自己管理行動を阻む要因への対処】を準備している患者は、【効果的と思われる行動の実施】を継続することができていた。【定期受診前の自己管理行動の調整】は、すべての患者に共通していたが、調整期間は患者によって異なり、前日のみに食事摂取量等の調整を行なう患者もいれば、半月前から厳密な調整を行なう患者もいた。

4）受診によって、HbA_{1c}の値などの血液データを医療者から告げられると、［数値データと自己管理行動との関連の分析］を行なっていた。

5）自己管理行動に関して［肯定的感情］を持つ患者は、【継続への動機付け】を高め、［修正が必要な自己管理行動の確認］を行ない、［自己管理行動実施への戦略］へとつながっていた。

6）［否定的感情］を持つ患者は、【無効な療養体験による負担感】を経験し、【負担感軽減のための戦略】として自己管理行動に対する否定的な感情を高めており、【現状の生活習慣継続への欲求】を高めることにつながっていた。

これらの経験は、定期受診のたびに繰り返して経験されていた。

考 察

肯定的な感情を抱きながら自己管理行動を継続できている患者と、否定的な感情を抱きながら自己管理行動を継続している患者に大きく分かれ、その経験は異なっていた。

肯定的な感情を抱きながら自己管理行動を継続できるためには、まず［自己管理行動実施への意図］として【治療実施への決断プロセス】を経験することが非常に重要であることが明らかになった。初回受診の患者には、まず【治療実施への決断プロセス】を経験できるよう支援すること、そして、定期受診の患者には、否定的な感情を軽減するための支援を行ない、患者の否定的な感情が和らいだ後に、【データの推移と行動評価】ができるよう支援することが重要であると考えられる。

これまで、糖尿病患者の経験については認知・感情および受容過程といった心理的側面のみに焦点があてられ、さらに行動変容を促す支援として認知行動療法などの介入研究が多くなされてきた。しかしながら、糖尿病自己管理教育に関するエビデンスとしては、短期的な血糖コントロールへの効果の他には確固としたものはなく、臨床における糖尿病自己管理教育は経験知に基づいて実施されているのが大方の現状である。

適切な自己管理行動支援を行なうためには、看護者が患者の経験を断片的にとらえるのではなく、患者の療養経過の中でどのような経験をどのように重ねているかを統合的に把握することが重要である。看護者が患者個々の自己管理行動の経験を統合的に把握することにより、その患者の行動の変化の時機を見極めることが可能となる。また、看護者が患者の経験に寄り添い、感情に付き合うことによって、行動が変化するきっかけを作りだすと考えられる。行動の変化の時機を逃さず、提唱されている行動科学的な諸理論にもとづく看護介入を行なうことにより、患者の行動変容を可能にすると考える。

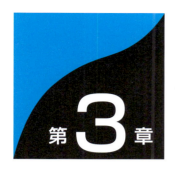# 食事療法の負担感に焦点をあてた面接

1 食事療法に伴う患者の負担感
2 負担感の表出　否定的な感情を語ることの効果
3 頑張る力を充填する

　療養支援にあたる前提として、患者を知ることの重要性を述べた上で、知ることの具体的な内容にはどのようなことがあるのかを、筆者らが行なった研究の流れにそって明らかにしてきた。第1章でみた心理や行動は、患者への質問票というツールとして活用できる。第2章では経験という概念を導入して、患者自身の経験の仕方に注目した。その結果、客観的には同じような状況でも、その受け止め方や対処は一様ではなく、患者によって経験の仕方が異なっていることがわかった。本章では、2型糖尿病に必要とされる食事療法を維持することが、患者にどのような心理的負担を感じさせているか、ということをみていく。

1　食事療法に伴う患者の負担感

　筆者ら[1)]は、食事療法に伴う患者の負担感を医療者が把握するためには、心理的な負担にはどのようなものがあり、それはどの程度かを測定する質問紙があれば役に立つであろうと考えて「2型糖尿病患者の食事療法負担感尺度の開発」研究を行なった（☞研究の要約-4）。以下の記述はそれにもとづく。
　表3-1は2型糖尿病患者が語った食事療法に伴う負担感の内容である。それらは【対人関係の中で感じる孤独感・疎外感】【好きなものが好きなだけ食べられない不自

表3-1 ● 2型糖尿病患者が語った食事療法に伴う負担感

因子1　対人関係のなかで感じる孤独感・疎外感

1. 勧められた料理を断わることに罪悪感を感じる
2. 食事療法を続けているのに検査結果が悪いことにストレスを感じる
3. 食事療法をしていることで周囲の人が楽しんで食べられないのではないかと感じる
4. 食事療法のために一人で食事をすることが多く孤独感を感じる
5. 食事療法の大変さが家族や友人に理解してもらえないことで疎外感を感じる
6. 食事療法をしていることで友人とのコミュニケーションの場まで制限されたと感じる

因子2　好きなものが好きなだけ食べられない不自由感

7. 次の食事を待っている間の空腹感が辛いと感じる
8. 食事によって充分に空腹が満たされない辛さを感じる
9. 好物のものや旬のものなどを十分に味わえない辛さを感じる
10. 食べることの自由を奪われ人生の半分を損したように感じる

因子3　自己価値観を維持することへの脅かし

11. 糖尿病になったのは悪い食習慣を続けてきたからだと周囲の人から思われているのではないかと感じる
12. 食事療法をしていることを周囲の人に伝えることで、のけものにされるのではないかと感じる
13. 血糖のコントロールが悪いと医師から見放されるのではないかと不安に感じる
14. 食事療法が守れず食べてしまった自分が嫌だと感じる
15. 食べ物を捨てることに罪悪感を感じる

因子4　生活範囲の縮小に伴う不自由感

16. 食事療法のために自由に外食できないことが辛いと感じる
17. 食事療法を守るために生活範囲が狭くなったと感じる

由感】【自己価値観を維持することへの脅かし】【生活範囲の縮小に伴う不自由感】の4つの因子に分類できた。

2型糖尿病患者の辛さに焦点をあてた松井ら[2]の研究では「空腹感」「味わえず満たされない」「ストレスのはけ口がない」辛さが明らかにされている。また、2型糖尿病患者とその家族の心理的なストレスの研究[3]からは、食事療法をしていることが家族にさえ理解してもらえない疎外感が患者を苦しめていることがわかっている。今回筆者らが面接調査で患者が語った内容から抽出した食事療法負担感（表3-1の17項目）には、当然ながら、これら先行研究の知見から重要と思われるものも含まれている。

対人関係の中で感じる孤独感・疎外感

自分が食事療法をしていることで周囲の人が楽しめないのではないかといった周囲への気遣い、あるいは、勧められた料理を断わることに罪悪感を感じている患者がい

る。食事はコミュニケーションの場でもあるので、その場が制限されたように思われ、家族に理解してもらえない疎外感や孤独感を感じることになる。これらは主に対人関係的な辛さである。飲食は社交の手段であり[4]、共食は集団の凝集性を高める有効な手段でもある[5]。また、一緒に食べる人数が増えるにしたがい食事量摂取量は増加する[6]とも言われている。

　つまり、食事療法を維持することは対人関係にも影響しているということである。食事の席ではお互いに勧め、それを受けるのを礼儀とするような文化が我が国においてはなおさらであろう。上手に断わらないと無礼になると思うと心理的負担は増す。そうした気遣いは、一方で孤独感・疎外感を高めることにつながっている。

好きなものが好きなだけ食べられない不自由感

　食事摂取量の制限による空腹や、好物や旬のものを満足するまで食べられないなど、食の自由を奪われていることを意識したときの辛さである。満足感や「味わい」は人間にとって大きな"快"である。空腹感や「口寂しさ」は明らかに"不快"である。「腹が減っては戦ができぬ」ということわざもある。そうした感情に支配されずに食行動を抑制するのは大変にむずかしい。

　一般的に糖尿病の食事療法では特に食べてはいけない食品はなく、量を考えて食べることを指導されることが多い。しかし、量を調整して食べることは、これまでのように満腹感を得られないという"不快"を経験させることになる。空腹感よりも「口寂しさ」を訴える患者も多い。口寂しさは何かを食べ始める前よりも、最初の一口を味わった直後に最大となり、満腹感が得られるまで軽減することはない[7]と言われている。食べることを途中でストップすることは、食本来の楽しみを大きく損ねると同時に、非常にむずかしく辛いことなのである。好きなように食べられないという不自由感こそ、患者にとっては食事療法を維持する上での最大の問題である。

自己価値観を維持することへの脅かし

　患者は、自己価値観を維持することへの脅かしを体験している。食事療法が守れなかった自分への嫌悪感や、食事療法の効果が出ないことで自責の念を感じている患者がいる。また、食べ物を捨てることに罪悪感を覚える患者もいる。血糖コントロール状況に対する医師の評価や、糖尿病になったことに対する他人からの評価も、自分の生き方が否定されたように感じて自信喪失につながる。

　自己価値観とは自己をポジティブな存在であると思う感情であり、「とてもよい(very good)」と「これでよい(good enough)」の2つの異なった感情を内包している[8]。一時的に食べ過ぎたり、血糖のコントロールが悪くなったとしても、患者が努力している自分を認め、「これでよい」と思えば自己価値観を脅かすことはない。自己の価値を低く評価する人ほど、自分に自信が持てず、他者からの称賛を強く求める傾向がある[6]ことが指摘されている。自己価値観が脅かされることは、患者にとって非常に苦しい経験である。

生活範囲の縮小に伴う不自由感

　食欲求を亢進させてしまうさまざまな誘惑や、対人関係の中での気遣いを避けるなかで味わう感情である。付き合いを減らしたり食事療法の障害要因と遭遇しないようにすることは、必然的に社会的な生活行動範囲を狭くする。また、糖尿病に対する社会的圧力を感じている患者は、社会の偏見に身をさらしたくないという感情から、同様の不自由感を感じている。

2　負担感の表出　否定的な感情を語ることの効果

　２型糖尿病と診断された患者は、医療者や家族など周囲の人から食事療法を実行し続けることを期待される。しかしながら、食事療法の継続には空腹感、イライラなどによる食欲求の亢進、好物、旬の果物、仕事や友人との会食など、食事療法を困難にする状況が多く存在している[9,10]。前項で述べたように、患者は食事療法の継続に伴うさまざまな心理的な負担感を感じている。それが否定的な感情を伴うと、自己効力感を妨げ、セルフケアのレベルを低下させる危険がある[11]。そして、過食を抑えられない失敗体験を重ねることによって「自分にはできない」といったあきらめや無力感に陥ると、食事療法の継続は不可能になる[12]。ゆえに、２型糖尿病患者への食事に関する療養行動支援においては、患者をそのような状態に陥らせないために、食事療法に伴う心理的な負担感を軽減する工夫を考える必要がある。

　しかし、有効なハウツーはあるのだろうか？疾病の治療や生活習慣の変更に対して、負担を感じさせないで済ます方法などあり得ないのではないだろうか。そうだとすると、支援者に求められるのは、容易に実行できない指示や助言を与えることよりも、まず第一に患者にとって良い話し相手になること、すなわち話の聞き手となり、患者の状況を受けとめ理解しようとする態度なのではないかと考える。

　筆者ら[13]は、それを精神的「あるべき」論として主張するのではなく、聞き手となり感情表出を促すこと自体に意味があることを客観的に確かめたいと考え、２型糖尿病患者の食事療法負担感に焦点をあて、患者が感じている辛い感情を聴く面接の効果を評価する研究に取り組んだ。表3-2は面接時に用いた質問である。

面接で語られた辛い感情

面接プロセス-1

　「人生の半分を損した感じがする」「いっぱい食べても病気にならない人もいる。不公平だと思う」「食事療法をすることで友人が減ってしまった」など、自分では解決できない状況の中で怒りに近い感情が語られた。

　慢性病を持って生活している患者は、自分の病気をコントロールできないことによる無力感を体験しており、無関心、怒りや抑うつなどさまざまな形で表現されると言われている[12]。糖尿病患者も、食事療法を行なうなかで自分で自分の行動をコント

表 3-2 ● 否定的な感情を自由に語ってもらうための質問

面接プロセス-1
　食事療法を継続する中で、どのようなことを感じていらっしゃいますか

面接プロセス-2
❶ "辛いな" と、思われる時はどのような時ですか
❷ その時はどのようなことを感じたり、考えたりしますか
❸ その時は、どのようにされますか
❹ うまくできたと思う時はどのような時で、どのような気持ちですか
❺ 失敗したなと思う時はどのような時で、どのような気持ちですか

ロールできなかった失敗体験や、コントロール不可能な状況を重ねることによって無力感を体験していた。
　研究者は、患者の言動を注意深く聴き、患者の感情を受けとめようと努めた。この面接プロセスをとおして、患者は自分の感情を吐き出すことができ、その感情を研究者が受け入れたことにより、少し気持ちが楽になったのではないかと考えられる。感情を吐き出すこともストレス・コーピング[14]のひとつである

面接プロセス-2

　行動の原理を理解するための ABC シェーマ[15]★1 にもとづき、感情に焦点をあてた質問内容で質問した。
　質問❶により、辛いと思う体験を引き起こす状況をより明確にすることができ、また、その時の感情をより強く表現できた。
　質問❷❸により、その時の自分自身の思いや、過食する危険性と過食を回避する必要性の中でのジレンマについて、詳細に自分の感情が語られた。
　質問❹❺では、食事療法が守れた時、守れなかった時に、どのようなことを体験するのかについて尋ねた。患者は、食事療法が守れた時も、過食してしまった時も、それぞれに違った辛い体験をしていることを語った。過食したときは、「美味しかった」「楽しかった」という感情だけではなく、食べ過ぎてしまったことに対する自己嫌悪感や無力感も感じていた。食事療法を遵守した時は、満足感が得られず、十分に味わえない思いを残していた。
　研究者は、患者の食の楽しさを十分に味わえない辛さや、本来楽しいはずの食事が楽しめていない現状を受け止め、できるだけ患者の語った言葉をそのまま用いて、

★1　行動の原理を理解するための ABC シェーマ
私たちの感情は、何らかの出来事がきっかけとなって生じるが、その感情がどのようにして起こるかについて、"論理療法の ABC" すなわち、A(Activating event：出来事)→B(Belief：信条…考え方、受け取り方)→C(Consequence：帰結…感情、悩み、不安)の順で考えること。論理療法では、A(出来事)はきっかけに過ぎず、それに伴う感情は、その出来事をどう受け止めるかによって異なると考える。どう受け止めるかを決めるのは、B(その人の信条となっている考え方や性格傾向)である。C(その帰結)として自らの感情を振り返ることができれば、不安や悩みなどその人にとって好ましくない感情を変えることができるであろう。

「・・・・のように感じるのですね。それは、お辛いですね」とフィードバックし、辛い体験の1つひとつを確認をするように努めた。

このような面接のプロセスをとおして、患者は自分の行動を振り返り、客観的な気づきがもたらされる[16]。また、経験とともにその時の感情を正直に語るなかで、基本的な感情のありようを患者自身、正確に認識することができる。そうすれば、感情をコントロールすることも可能になる[15]。

面接前後のHbA$_{1c}$の変化

図3-1は、面接前、面接当日、次回受診日（面接後1～1.5か月）、次々回受診日（面接後2～3か月）の4回のHbA$_{1c}$の変化である。Friedmanの検定の結果、有意な差が認められた（$\chi^2 = 29.03$、p = 0.000）。さらに多重比較検定（Bonferroniの修正）の結果、HbA$_{1c}$は面接時の平均7.03±1.01に対して、次回受診時（1～1.5か月後）は平均6.62±0.96で有意な低下が認められた（Z = -3.86、p = 0.000）。しかしながら、次々回受診後（面接後2～3か月）のHbA$_{1c}$は6.92と再び上昇していた。

今回の面接は、患者の感情を聴くことを目的として行なった面接であり、患者の辛い体験を患者とともに確認することに終始し、示唆的な言動はしなかった。しかしながら、次回受診時の患者のHbA$_{1c}$は低下していた。これは、患者が過食を避ける、もしくは全体の摂取量を減らすなどの行動をとらない限り起こらないことであり、一時的にせよ患者が摂取量を調整した結果であると考えられる。

患者が面接プロセス-1で辛い思いや、頑張っているのにうまくいかない現状を表出でき、面接プロセス-2で自己の行動を細かく振り返ることができたことが、一時的ではあるがHbA$_{1c}$の低下をもたらした影響要因である可能性があると考える。患者の感

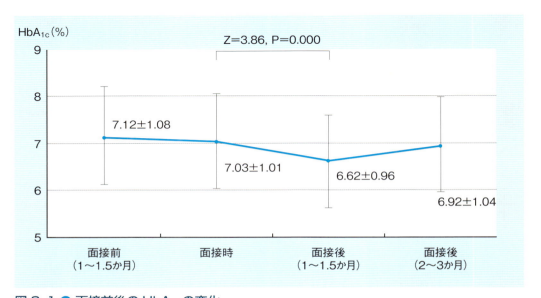

図3-1 ● 面接前後のHbA$_{1c}$の変化

情を聴く面接が、患者の行動を変化させる効果があったのではないだろうか。

面接で語られた患者の負担感は、ただ単に食事摂取量の制限による「食の自由の喪失」といったことだけではなかった。患者の生活全体や生き方にまで影響するような衝撃的な経験であることが理解できた。

食事療法に伴う心理的な負担感を患者が語ることで、少なからず血糖コントロール値の変化が見られた。正直な語りが共感的に受けとめられたことで、患者の自己価値観が守られ、食事療法を遵守できないことによる罪悪感や無力感に陥らずに、前向きな気持ちで自己管理行動を維持できた結果であると考えたい。厳格な食事療法遵守が患者を疲労困憊させてしまうことがあってはならない。それが、看護師の支援においてはもっとも重要な視点であると考える。

3 頑張る力を充填する

私たちは、生活の中で起こるさまざまな事柄に対して「あの人は良い人だ」「あの人は嫌いだ」などと、常に何らかの感情を伴う評価を下している。では、患者は、いつ、どのような状況で「辛い」と感じるのか。その辛さの本質は何であろうか。

私たちは、常に「私」という世界を持っている。そして「私はこうである」「私はこうしたい」と思っている。そこに、糖尿病と診断された患者は「あなたは糖尿病です。たくさん食べてはいけません」と、うれしくないことを押し付けられるのである。本来の自分は「皆と一緒に食事を楽しむことが大好きなのに・・・」、それが「私」なのに。医療者から受ける説明は、おおかた「糖尿病は治ることはありません。バランスよく、食べ過ぎない程度に食事をすれば、合併症の予防につながります」というような内容である。しかし、多くの人は、今までのように食べてはいけないということは「嫌」であり、「NO」なのである[17]。

努力してもすぐには検査データの改善は見られず、ちょっと食べるとそれがデータに現われる。それもまた、嫌な状況である。そうした患者に対して、面接では、本人の「嫌」であり「NO」である感情を吐き出すことを促した。そして、否定的な感情を持ちながらも一生懸命食事制限を行なっている努力を1つひとつ、どんなに大変かという思いの表出をも妨げることなく、丁寧に話せる機会を作った。こちらからは、「こうすればいい」というような指示的な話はいっさいしなかった。面接が患者にとって「嫌」ではない体験であることが大切なのである。

患者は感情もまじえて自己の経験を語るなかで、どこで頑張ることができ、どこで頑張ることができなかったのか、何が過食につながるのかを具体的に振り返ることができ、行動の変化の動機づけとなったと思われる。そして、研究者からは「頑張っているのですね」というメッセージが得られ、「自分は結構頑張っているのだ」と自分を肯定的に感じられたことが、彼らが頑張る力を充填することにつながったと考えたい。しかし、その面接は彼らの否定的な感情を緩和しただけであり、治療などの事柄を動かす力を持っているわけではない。面接後2～3か月にはHbA_{1c}値が元に戻ってし

まったのもそのためであろう。

　はっきりとした治療効果が現われるまでには長期間自己管理行動を維持する必要があるのである。それは、自己管理行動が自分にとってもはや「NO」ではなく、「私がそうしたい」と肯定的な感情を伴うようになって初めて可能なことのように思う。考えてみれば、「私」の世界を再構築することに等しく、大変なことである。しかし、慢性病と「共に生きる」ということは、つまりそういうことなのである。

　面接を何回か行なうことで、患者は自分の話している言葉や内容について考え始める。そして、自分の本心に問いかけ、「自分はどうありたいのだろう」という考えが芽生える。その時、新たな「自分の状況をベースとしての理想的な自分の姿」が見えてくるのではないだろうか。その自分に見える「理想的な自分の姿」は患者を動かすもっとも強力な原動力になるに違いない。自身が主体的に行動し、新たな「私」の生活世界をつくり上げていくことにつながるのが、本当の意味での病気の受容であると考える。患者は自己の力を信じ、自らの力で自分の生活にあった自己管理方法を獲得することができると、筆者は信じている。

● 文献

1) 多留ちえみ，宮脇郁子，矢田真美子，宮田哲，木戸良明，井上朋子，谷口洋(2005)：2型糖尿病患者の食事療法負担感尺度の開発，糖尿病，48(6)：435-442
2) 松井悦子，河口てる子，他(2002)：糖尿病患者の「つらさ」，日本赤十字看護大学紀要，16：37-44
3) Handron DS, Leggett-Frazier NK(1994)：Utilizing content analysis of counseling session to identify psychosocial stressors among patients with typeⅡ diabetes, The Diabetes Educator, 20：515-520
4) 島井哲志編(1997)：健康心理学．現代心理学シリーズ15，124-136，培風館
5) 今田純雄(1996)：食行動への心理学的接近，中島義明，今田純雄編：たべる；食行動の心理学(人間行動学講座，第2巻)，10-22，朝倉書店
6) 今田純雄編(1997)：食行動の心理学，現代心理学シリーズ16，93-109，培風館
7) 河合伸幸(1996)：相反過程論からみた食物の好みの形成，中島，今田編：前掲書5)，186-201
8) 遠藤辰雄，井上祥治編(2002)：セルフ・エスティームの心理学；自己価値の探求．8-36，ナカニシヤ出版
9) Kirkley BG, Fisher EB(1988)：Relapse as a model of nonadherence to dietary treatment of diabetes, Health Psychology, 7：221-230
10) 山本壽一，他(2000)：糖尿病教育後患者における食事療法妨害要因の解析；退院後のアドヒアランス追跡調査から，糖尿病，43(4)：293-299.
11) Sigurdardóttir AK(2005)：Self-care in diabetes；Model of factors affecting self-care J Clin Nurs, 14(3)：301-314
12) Onega LL(2006)：Powerlessness, Lubkin IM, Larson PD edit.：Chronic Illness；Impact and interventions, 6th ed., 305-319, Jones and Bartlett Publishers, Sudbury, MA
13) 多留ちえみ，宮田哲，宮脇郁子(2006)：2型糖尿病患者を対象とした食事療法負担感に関する面接による血糖コントロール状況の変化，第49回日本糖尿病学会年次学術集会(示説)，論文未発表
14) Lazarus R, Folkman S(1984)本明寛，他監訳(1991)：ストレスの心理学；認知的評価と対処の研究．実務教育出版
15) Albert E, Robert AH(1975)國分康孝，他訳(1981)：論理療法；自己説得のサイコセラピイ．川島書店
16) 坂野雄二(1995)：認知行動療法．日本評論社
17) 佐藤泰子(2011)：苦しみと緩和の臨床人間学．晃洋書房

研究の要約 4

2型糖尿病患者の食事療法負担感尺度の開発*

*多留ちえみ，宮脇郁子，矢田真美子，宮田哲，木戸良明，井上朋子，谷口洋（2005），糖尿病，48(6)：435-442

目 的

糖尿病患者の多くは食事の制限による「食の自由の喪失」を体験している。また、指示された食事療法を遵守できないことによる罪悪感や無力感、食事療法を厳格に遵守することによる疲労困憊などを経験している。それらはいずれも食事療法の維持を困難にする心理的要因となる。

糖尿病患者が食事療法を継続できるように支援していくためには、まず、糖尿病患者が経験している食事療法に伴う心理的負担感について理解する必要がある。糖尿病患者の療養行動に伴う負担感の尺度については、老年者における糖尿病総合負担度スケールの中に食事療法負担感についての項目がある。しかし、これは食事療法の実施に伴う手間などに焦点を当てたものであり、食事療法の継続に影響するような心理的負担や感情を測定するものではない。心理的負担や感情を測定する尺度については欧米を中心に多くの研究がなされており、Diabetes Quality of Life Scale(DQOL)、The Problem Areas in Diabetes Scale(PAID)が邦訳されているが、これらも食事療法に伴う負担感をとらえるためには十分とは言えない。そこで、2型糖尿病患者が日々の食事療法を維持する上で感じているさまざまな体験や感情に焦点を当て、食事療法に伴う負担感を測定する尺度を作成したいと考えた。

本研究は2段階に分かれる。まず、2型糖尿病患者の食事療法負担感を測定するための調査項目案を作成し、次に、その尺度の信頼性と妥当性を検証する。

食事療法負担感の定義：糖尿病患者が食事療法を遵守しようするときに体験する辛さやネガティブな感情。

研 究

1. 食事療法負担感尺度案の作成

神戸大学病院糖尿病内科外来通院患者で調査への同意が得られた2型糖尿病患者21名を対象に、項目を抽出するためのデータ収集を目的とした面接調査を行なった。

1）対象者の属性は、男性11名、女性10名、平均年齢63.4±7.9歳、主婦6名、有職者5名、無職10名であった。内服治療者は13名、インスリン注射実施者は8名、HbA_{1c}は平均7.1±1.0％（範囲6.0〜10.7％）であった。

2）面接内容は承諾を得て録音した。面接で得られた内容は類似した事柄を分類して整理し、19項目からなる食事療法負担感尺度案を作成した。

3）各項目に対する回答の選択肢は「いつも感じる」「ときどき感じる」「あまり感じない」「まったく感じない」の4段階順序尺度で設定した。各項目の回答には得点が高いほど食事療法負担感が高いことを示すように4～1点を与えた。

4）プレテストを承諾の得られた6名の2型糖尿病患者で実施し、回答所要時間や質問方法に特に問題がないことを確認した。

2. 食事療法負担感尺度（案）の信頼性と妥当性の検討

対象
糖尿病の食事指導を受け、食事療法を継続している患者で、薬物療法が必要であるが、蛋白質制限食の指示がない患者を本尺度案の適応対象と想定し、その条件を満たす患者を調査対象とした。調査期間内に協力が得られた2型糖尿病患者127名のうち、回答が得られた対象者は110名（回収率87％）であった。安定性の検討のための再調査は、有効回答者60名に依頼し51名の回答を得た。

調査内容
食事療法負担感尺度案に加えて、構成概念妥当性（収束妥当性）を検討する目的で下記の既存尺度も調査した。
① 食事療法負担感尺度（案）
② 以下の既存の尺度：収束妥当性を検討するため
  ・糖尿病総合負担感尺度の食事関連項目：7項目
  ・糖尿病患者心理テスト（The Problem Areas in Diabetes Scale；PAID）：糖尿病患者における感情領域尺度20項目
  ・自己価値観（self-esteem）尺度：10項目

調査手順
同意が得られた対象者に食事療法負担感尺度案の記入を依頼した。また、食事療法負担感尺度の信頼性（安定性）を検討する目的で、1.5～2か月後、再度、同じ食事療法負担感案の回答を郵送にて依頼、回収した。

分析方法
項目の選定および因子妥当性の検討は、探索的因子分析および検証的因子分析によって行なった。信頼性（安定性）の検討は、2回のデータを用いて各因子得点との相関係数を算出した。内的整合性の検討はクロンバックα係数を算出し、収束妥当性の検討は本調査の各因子得点とPAID、糖尿病総合負担感尺度の食事関連項目、自己価値観尺度の得点間でのピアソンの相関係数を算出して行なった。因子間構造の検討は構造方程式モデルの手法を用いた。有意水準は5％とし、統計解析にはWindows版SPSS 11.0Jならびに Amos version 5.0 を用いた。

結果

a. 項目の選定および因子妥当性の検討
第1段階の面接調査の結果得られた尺度（質問項目）は19項目であった。食事療法負担感19項目を用いて探索的因子分析を行なった。固有値の合計が1.0以上の値を示す4因子にて主因子分析バリマックス回転を行なった。因子負荷量はすべてにおいて0.35以上を示した。ほぼ、解析可能なまとまりが得られたが、複数の因子との関連を示す項目について

は項目の単一帰属性が求められるため、検証的因子分析を行ない、含まれる因子を特定した。最終的に 17 項目 4 因子 (本書 76 頁、表 3-1 参照) を採択した。なお、標準化された因子負荷量の p 値はすべての項目において有意な値を示していた。

b. 因子の命名

因子 1 は、対人関係の中での気遣いやその中で体験する感情に関する項目であることから「対人関係の中で感じる孤独感・疎外感」とした。

因子 2 は、満足できるまで自由に食べられない辛さであることから「好きなものが好きなだけ食べられない不自由感」とした。

因子 3 は、過食した自分に対する嫌悪感や、食べ物を捨てる罪悪感、医師や周囲の人からの評価や社会的弱者の烙印を押されたくないなど、自己概念に影響する内容であることから「自己価値観を維持することへの脅かし」とした。

因子 4 は、食事療法を維持するために自ら生活範囲を縮小し、外食も制限していることから「生活範囲の縮小に伴う不自由感」とした。

c. 信頼性の検討

安定性の検討については、test-retest により、初回と 2 回目の回答が得られた 51 名のデータを用いて、各因子得点による相関係数を算出した。値は因子 1、因子 2、因子 3、因子 4、総得点の順に $r = 0.66$、0.70、0.45、0.61、0.71 であり安定性が確認できた ($p < 0.001$)。クロンバック α 係数は因子 1 から順に $\alpha = 0.83$、0.83、0.76、0.81 であり、十分な内的整合性が確認できた。

d. 収束妥当性の検討

食事療法負担感尺度と収束妥当性の検討に用いた尺度との間で算出したピアソンの相関関係係数を算出した。糖尿病総合負担感尺度の食事関連項目、PAID との関連は、食事療法各因子得点および総得点共に強い相関が認められた (糖尿病総合負担感尺度の食事関連項目: $r = 0.40 \sim 0.58$、PAID: $r = 0.51 \sim 0.72$)。自己価値観尺度との関連は、因子 3「自己価値観を維持することへの脅かし」と負の相関が認められ ($r = -0.36$)、妥当性が確認できた。

e. 因子間構造の検討

検証的因子分析の結果、各因子間の順序性について検討した。まず、糖尿病患者は食事内容の質・量共に摂取制限をしているという点から考え、「好きなものが好きなだけ食べられない不自由感」が根底に存在しているのではないかと考え、いくつかの想定可能なモデルを作成し検討を行なった。その結果、もっとも適合度の高かったものは、因子間の順序性がなく並列の状態で相互に関連しているモデルであった。

考 察

今回得られた 2 型糖尿病患者の食事療法負担感の 19 項目は、因子 1「対人関係の中で感じる孤独感・疎外感」、因子 2「好きなものが好きなだけ食べられない不自由感」、因子 3「自己価値観を維持することへの脅かし」、因子 4「生活範囲の縮小に伴う不自由感」の 4 因子から構成されていた。

2 型糖尿病患者の辛さに焦点を当てた研究では、「空腹感」「味わえず満たされない」「ストレスのはけ口がない」などが明らかにされており、食事療法による辛さが大きいことが考えられた。また、食事療法をしていることが家族にさえ理解してもらえない疎外感が患者を苦しめていることはこれまでにも示されている。食事療法負担感尺度の項目にはこれ

らの質的研究で明らかにされた内容が含まれている。内容には周囲への気づかいによる負担感など日本人の文化的な背景が加味されている。このことは、日本人の2型糖尿病患者の食事療法維持に伴う辛さやネガティブな感情を測定するのに適していると考える。

内容妥当性および表面妥当性は、食事療法負担感尺度案作成におけるプロセスから確保されていると考える。

食事療法負担感はある状況から次の負担感が発生するといったものではなく、食事療法をライフスタイルに適合させ、肯定的な自己概念を維持していこうと努力する中で発生する不満足な感情であり、これらの因子は並列に存在し、相互に関連していると考えられた。

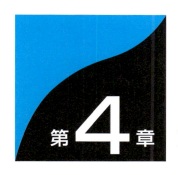

第4章 看護研究と実践

1 自己管理行動に研究の焦点が定まるまで
2 患者に学ぶ　選択肢は患者自身の経験の中にある
3 慢性看護研究の原動力

1 自己管理行動に研究の焦点が定まるまで

　筆者(宮脇)が自己管理行動に関心を持ったのは、虚血性心疾患患者を中心とした心臓リハビリテーションにおける教育的支援を追究するなかでのことであった。私は、患者にいつ、何を提供すべきであるのか、また心臓リハビリにおける看護の役割とは何であるのかということを明確にしたいという思いを抱えて大学院に進学した。

　心臓リハビリテーションでは、その重要な目標の1つに糖尿病や高脂血症といった冠危険因子を是正することがあげられる。これらの冠危険因子を是正するための生活習慣を患者や家族の日常生活の中にいかに組み入れるかが重要な看護の課題であると考えられた。そして私は自分の臨床経験の中でも、まさにそれが看護の役割であるということを強く意識するようになっていた。

　もう1つの背景として忘れられないのが、大学院博士課程の指導教員であった川村佐和子教授が主催した研究会で交わされた保助看法5条[★1]についての議論がある。それまで、ただあたり前のこととしか考えていなかった看護師の本来的な業務を指す「療養上の世話」の意味と深さを考える機会を得たことの影響は大きく、以来、私は自分が専門領域と定めた心臓リハビリテーションにおける看護の専門性の追求と、看護

師として私が行なうべきもっとも重要なことは何かについて、悶々と考える日々が続いた。多くの論文や書籍に埋もれることも必要なことではあったと思う。しかし、それだけでは心から納得できる答えを得ることはできなかった。新たな看護実践に踏みだすためのヒントや具体的な目標を見いだすことはできないように思えた。ちょうどその頃、博士課程で取り組む研究テーマを絞り込むべき時期にかかっていた。私は、何が明らかになれば看護支援の糸口になるのかと悩んでいたのであるが、指導教員から「うまくコントロールできている患者さんは、どのようにして自己管理行動を獲得したのか。なぜ長期にわたって食事制限や運動が続けられているのかを、直接患者さんに尋ねてみたら」との助言を受けた。それに従って、私は心臓リハビリテーション施設でフィールドワークを行なった。

それまでの自分を省みると、自己管理がうまくできない患者や、継続できない患者にばかり関心を向けていたように思う。うまくコントロールしている患者や退院後も心臓リハビリテーションを継続している患者は単純に「問題がない」とみなしていたのであろう。うまくいっている患者の経験には関心がなかった。当時の私は、心筋梗塞という病いと共に生きている患者の療養経験を十分知っていないにもかかわらず、患者に必要とされる看護を提供しようとする意気込みばかりが先走っていたのである。

転回点となった患者インタビュー

そのフィールドワークで出会った電気店を経営する50代の心筋梗塞の男性患者とのインタビューが、それまでの自己管理行動支援のとらえ方を根本から改める機会となった。その男性患者は面接で以下のように語って下さった。

「心筋梗塞を発症して退院後半年ぐらいは、仕事上の会食に参加することがいちばんのストレスで、制限を守れずに食べてしまうことの罪悪感がいつもあった。しかし、その後、どうにかしなければと考えて、友人に病気のことを話して、制限が守りやすいメニューがあるお店を選ぶようになったり、周囲も無理に誘わないでもらえるように自分からのはたらきかけをすると、彼らのほうが食事制限に協力してくれるようになったりした。それまでとは逆で、むしろ友人がこっちの食べすぎをセーブしてくれる存在になり、ストレスを感じることなく食事制限が続けられたよ。」

この男性患者が行なっている食事制限のさまざまな工夫を聞くことを通じて、何をどれぐらい食べるのかといった栄養学的な側面に加えて、いつ、どこで、だれと、どのように食べるかという食生活に伴う環境的な側面が重要であることに気づいた。そして、その人に特徴的な食生活環境に目を向け、その中で適正な食事を維持するために行なっている本人の工夫や努力、すなわち自己管理行動を支持する必要があるこ

★1　保健師助産師看護師法第五条
「この法律において「看護師」とは、厚生労働大臣の免許を受けて、傷病者若しくはじよく婦に対する療養上の世話又は診療の補助を行うことを業とする者をいう。」

と、さらに、看護の専門的な役割は冠危険因子の是正に効果的な自己管理行動を具体的に明らかにし、患者が主体的に選べる選択肢として提供することなのではないかと考えるようになった。私の関心は、食事の結果（計量的なデータ）から、それをもたらす食生活行動へと焦点が移り、どのような食生活上の行動が冠危険因子の是正に効果的であるのかを明らかにしたいと強く思うようになって、博士課程の研究課題につながっていった。

慢性疾患患者に対して、看護師は患者が現に行なっている自己管理行動を知らないまま、遵守すべきことを医学的な根拠にもとづいて「指導」し「教育」してきたのではないだろうか。今なら、それを患者教育と呼ぶのは浅薄にすぎることを誰もが認めるはずである。当時も、効果的な患者教育についてはセルフケア、アドヒアランス、セルフエフィカシーなど、社会行動理論を中心にその活用が提唱され、臨床現場でも裏づけとなる理論として導入されていた。しかし、これらの理論の活用は、仮説検証的な実践であり、実証的なエビデンスという観点から考えると限界がある。患者にとって効果的な自己管理行動支援につながる具体的かつ効果的な選択肢の蓄積もほとんど行なわれていなかった。そこで、従来の一般的な塩分やエネルギー制限の方法ではなく、心筋梗塞患者が日常生活の中で冠危険因子是正のためにどのような工夫をしながら食べているのか、また、どのようにストレスを調整しているのかという視点から、食事を中心とした自己管理行動について研究に取り組むことにしたのである。

2　患者に学ぶ　選択肢は患者自身の経験の中にある

このような経緯を経て、筆者は博士課程で「心筋梗塞患者の冠危険因子是正に影響する食行動に関する研究」[1]に取り組んだ。この研究では、まず心筋梗塞患者が冠危険因子是正のために行なっている食事に関する行動について、発症後5年を経過した男性患者20名を対象に面接調査を行ない、面接内容から抽出された内容と文献検討から、

① 食事の規則
② 食事に関する時間の確保
③ 食事摂取量を調整するための目安
④ 食事制限を継続するための工夫
⑤ 外的要因を調整するための行動
⑥ 食品の選択と摂取頻度

の6領域からなる食行動調査票案を作成した。その後、退院後の食事制限のための行動が定着する時期についての予備調査を行ない、約7割の患者で2年までに定着していることが明らかになった。そこで、退院後約3年を経過した初回発症心筋梗塞男性患者113名を対象に、冠危険因子是正指標（BMIおよび総コレステロール値：調査時

点での値と3年間での低下量)を基準変数(影響を与えられて変化する変数)、食行動を説明変数(影響を与える変数)とする重回帰分析を行なった。

その結果から、心筋梗塞患者が生活の中で冠危険因子是正のために意図的に行なっている内容がみえてきた。前述した50代の電気店経営の男性患者のインタビューから抽出した「周囲へのはたらきかけ」などの自己管理行動だけでなく、あたりまえの患者の日常生活の行動からも新たな発見が次々とあった。

意図的な間食

たとえば、「間食」の頻度についてである。質問票の質問は、「間食を毎日する」「2日に1回する」「3日に1回」「1週間に1回」「ほとんどしない」などの頻度を尋ねるものであったが、予備調査の段階で、多くの患者が「間食を毎日する」と回答していた。この背景について、対象患者に尋ねたところ、「昼食から夕食までの時間が長いため、夕方にパンやおにぎりなどを食べている。そうすると、夕食が軽くても我慢ができて、まとめ食いやドカ食いをしなくても済む」などの発言が聞かれた。この回答は最終的な本調査の結果にも反映されていた。初回発症の心筋梗塞患者では、「**間食を毎日する**」人ほど、**心筋梗塞発症後3年後の体重管理が良好であった**のである。

ここで言う間食とは、昼食から夕食までの時間が空く場合に、夕食前の強い空腹感による「まとめ食い」や「ドカ食い」といった過食を避けるために行なわれる"意図的な間食"であり、間食の内容は菓子類ではなく、おにぎりやパンといったものが中心であった。間食は通常、エネルギー摂取を増加させることから、体重管理においては禁忌とされてきた行動である。しかし、心筋梗塞患者にとっての間食は、夕食時の強い空腹感をやわらげ摂取エネルギーを抑えるために意図的に行なわれる工夫だったのである。当時の私にとっては、この結果は予想に反するものであり、分析結果と生データを何度も見直したことを記憶している。

汁物をとる場合の工夫

「汁物をとる場合の工夫」とは、うす味にしたり、具を多くして食べるといった工夫であり、通常、塩分制限のために患者が行なっていることであるが、「**汁物をとる場合の工夫**」を行なう頻度が高い人ほど、**BMIとコレステロールの低下量が多い**ことが明らかになったのも興味深いことであった。この工夫は抗高脂血症薬の効果に近い影響力が認められた。

これが体重ならびに血中脂質管理に効果的であったのには、塩分を控えることによって主食の摂取量が控えられること、そして、汁物の具を多くすることによって野菜などの繊維性食品の摂取量が多くなることが関連していたと考えられる。

看護研究は、研究目的を果たすために深く現象を調べ、その結果から、看護に寄与できる新たな知識を創り出す。そして、その知識が看護実践に活用されることによって看護学が発展していくのである。心筋梗塞患者がどのような食行動をしており、また、どのような行動が体重管理や脂質管理に有効であるのかを研究結果として提示し

たのは、それが看護師の実践を変えるための裏づけとなると考えるからである。私は本研究をとおして「患者の日常の生活がみえてくる」という感覚を味わった。それは、言いかえれば「患者に学ぶ」という体験でもあった。**看護師が提供すべき選択肢は、患者自身が日常的に行なっている行動の中にあるのであった。**

糖尿病患者の自己管理行動支援のための研究へ

　この研究を進めていくうちに新たな課題が浮上してきた。調査対象者であった心筋梗塞患者の約４割が糖尿病患者であり、糖尿病を冠危険因子として保有している心筋梗塞患者は、病気のことを人に話して会食を断わるなどの「周囲の人々へのはたらきかけ」という食行動を行なう頻度が少ないことに気づいた。これは糖尿病患者が抱くスティグマ（stigma、烙印）に関係していると考えられ、また、食事制限に対する負担感について知ったうえで療養支援を考えていく必要を示唆するものであった。冠危険因子を是正するための看護支援を検討するためには、心筋梗塞患者を対象とした食行動の検討では不十分である。自己管理行動支援のための研究をさらに進めるためには、より厳密な食事や身体活動の調整が必要である糖尿病患者の自己管理行動を知る必要性がある。そうして糖尿病患者へと対象を拡大して研究を続けることになった。

3　慢性看護研究の原動力

看護が変わる

　これらの研究を経験するなかで、私が行なう看護も変化したように思う。その変化は、単に療養行動として提示できる選択肢が増えたことによるものではない。患者が行なっている療養行動への関心が深まり、特に患者の療養行動の意図について常に注意を払うようになった。そのことにより、患者に療養行動の選択肢を提供することには、以前よりむしろ慎重になったと言えるかもしれない。患者の療養経験を知り、彼がとっている療養行動についての理解が深まることによってはじめて、その患者に適用可能な選択肢を提供することができるということを、経験を重ねるなかで学んでいったからである。

　また、患者の療養行動の意図や認識の背景には彼らの生活史がある。慢性病とともに生きる人々の療養経験は生活史の中に織り込まれていく。看護は、患者が病いを自らの生活史の中に位置づけ、可能な療養行動を**主体的に選択して生きていくことへの支援**でなければならない。本書のテーマ「看護師が行なう糖尿病患者の療養支援」に散りばめられた看護の視座は、まさしくそこに置かれている。

　変動する社会において、慢性状態を中心とした健康問題はますます複雑さを増している。慢性病とともに生きる人々やその家族、および医療者を取り巻く複雑性のなかで、患者の療養経験をいかにとらえ、支援していくのかが重要な課題である。慢性看護の実践知は慢性病とともに生きる人々への療養経験に向き合うことの中から生まれ

る。それが慢性看護研究の原動力とならなければならない。

看護の実践知は看護師自身の経験の中にある──

　ここで、看護者自身に目を転じてみたい。実践は看護師の経験として蓄積されているはずである。しかし、それらの経験は放置されてはいないだろうか。実践の中で培われた経験こそ看護者としての成長の糧となるものである。私たちが看護者としての成長を実感するには、自らの経験をリフレクション（内省）することが極めて重要である[2,3]。リフレクションは一人での回想にとどめず、他者との対話によっていっそう促進されると言われている。本書で紹介した内容も、読者自身のリフレクションの引き金になることを願っている。まず自分の経験を呼び起こし、それと照らし合わせて考えてみてほしい。すると、「なるほど」と思える部分もあれば、これについては「自分はこう思う」、あるいは「このようにも考えられる」と立ち止まって考える部分もあるであろう。そのとき、あなたの視点はひとつ広がったことになるのである。

　同僚や友人などとの対話も重要である。療養支援について成功体験や失敗体験を他者と対話することは、かけがえのない学びと成長の機会となる。探求的な看護実践から看護研究が生まれ、看護研究の結果はさらなる探求的実践を促す。このサイクルのなかで紡ぎだされるものこそが実践知としての看護学になる。慢性看護に必要な知識は、慢性看護に関わる看護者が創るのである。糖尿病患者への療養支援に提供可能な選択肢が患者の療養行動の中にあったように、看護者自身の日々の実践の中にこそ「知」が埋もれているのである。それ（実践知）を明らかにすることも看護研究の課題である。

●文献

1) 宮脇郁子（1999）：心筋梗塞患者の冠危険因子是正に影響する食行動に関する研究，お茶の水医雑誌，47(3・4)：103-116
2) 田村由美，津田紀子（2008）：焦点：理論・研究・実践を総合するリフレクション，リフレクションとは何か──その基本的概念と看護・看護研究における意義，看護研究，41(3)：171-181
3) 中原淳，金井壽宏（2009）：リフレクティブ・マネージャー：一流はつねに内省する，光文社新書

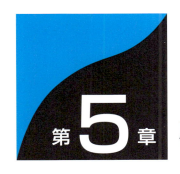

第5章 研究結果の解釈と活用

1　食事摂取量に関係する要因
2　食事に関する自己管理行動の特徴
3　肥満度（BMI）と身体活動量（歩数）と食事摂取量との関連
4　自己管理行動を規定する背景要因
5　食事の内容　メタボリックシンドロームとの関連
6　食事療法と運動療法の併用効果
7　塩分制限の効果

　筆者らが行なった研究については、これまでの章で適宜紹介してきたが、なお継続して各種研究に取り組んで現在に至っている。そのことは学会で報告してきた★1が、論文の形では未発表なまま筆者のもとに温存されているデータも多い。この際、そうした研究結果を活かすために本章を設けた。研究結果（データとそこから導かれた結論）をアラカルトとして並べたものなので、どこからお読みいただいてもよい。で示したのは、読者と分かち合いたい認識を一言で述べたものである。

1　食事摂取量に関係する要因

2型糖尿病と診断される前の食事摂取量

　2型糖尿病患者と話をすると、「腹八分目なら我慢はできるが、腹半分だから苦し

い」という声を聞くことがある。指示された適正な食事量を「腹半分」と感じているということは、それまでの食事量がそれだけ多かったということなのであろうか。それを確かめるために、2型糖尿病と診断された直後の患者を対象に、診断される前の1年間の食事摂取量を伊達ら[1]が開発した食物摂取頻度調査122品目[★2]を用いて調査した。

その結果、糖尿病と診断される直前の食事摂取量から推定されるカロリーは、男性で平均4,051 kcal/日、女性で2,918 kcal/日であった。この値は、厚生労働省社会・援護局障害保健福祉部長通知による「エネルギーの食事摂取基準：推定エネルギー必要量（kcal/日）の身体活動レベルⅡ（普通の活動レベル）[2]と比べると、男性では約1,500 kcal、女性では約800 kcalの過剰摂取である。

> 診断前、患者の食事摂取量は多かった。

さらに細かくみてみると興味深いことがわかった。患者を最高体重の時期によって分けてみた。例えば、学生時代から徐々に体重が増加していて最高体重に至った状態

★1　学会での報告歴

本章での記述のもとになっている研究の学会発表時の標題は以下の通り。

「2型糖尿病患者の食事療法負担感に関連した食行動」多留ちえみ、宮脇郁子、矢田真美子、第9回日本糖尿病教育・看護学会学術集会、2004年9月

「壮年期2型糖尿病患者の食事療法負担感と食事摂取量との関連」多留ちえみ、中渡瀬友里、宮脇郁子、第26回日本看護科学学会学術集会、2006年12月

「2型糖尿病におけるMS合併例と非合併例による食事摂取状況の差異についての検討」多留ちえみ、中渡瀬友里、宮脇郁子、第71回日本循環器学会学術集会、2007年3月

「2型糖尿病患者におけるBMIおよび歩数別の食事摂取量と食事自己管理行動の特徴」多留ちえみ、中渡瀬友里、傳秋光、他、第50回日本糖尿病学会年次学術集会、2007年5月

「2型糖尿病患者の初回受診前後の食事摂取状況に関する検討」中島千明、白石禎子、多留ちえみ、中渡瀬友里、廣田勇士、田守義和、坂口一彦、宮脇郁子、同上

「治療開始直後の2型糖尿病患者の食事摂取量とその自己評価に関する検討」白石禎子、中島千明、多留ちえみ、他、同上

「2型糖尿病患者のコントロール指標に関連する食事自己管理行動」多留ちえみ、中渡瀬友里、宮脇郁子、第1回日本慢性看護学会学術集会、2007年8月

「男性2型糖尿病患者の食事摂取状況およびBMIによる身体活動自己管理行動の特徴」中渡瀬友里、多留ちえみ、宮脇郁子、第27回日本看護科学学会学術集会、2007年12月

「2型糖尿病患者の初回受診前から1年間の自己管理行動実施における経験；食事・運動療法実施良好群と不良群との比較」岩井千恵、多留ちえみ、斎藤初音、他、第51回日本糖尿病学会年次学術集会会、2008年5月

「2型糖尿病患者の初回受診前から1年間の血糖およびBMIの推移；食事・運動療法実施良好群と不良群との比較」斎藤初音、多留ちえみ、岩井千恵、他、同上

「2型糖尿病患者の食事・運動療法の実施状況における背景要因の検討」多留ちえみ、中渡瀬友里、田守義和、他、同上

「2型糖尿病患者の食事療法負担感の違いによるHbA_{1c}の推移」多留ちえみ、中渡瀬友里、宮脇郁子、第52回日本糖尿病学会年次学術集会、2009年5月

で糖尿病と診断された患者と、体重の増加に対して体重を減らす努力をしていたにもかかわらず糖尿病と診断された患者とでは、食事摂取量が異なっていた。前者の平均摂取カロリー（男性）が4,440 kcal/日であったのに対して、減量する努力をしていた後者は3,172 kcal/日で、1,000 kcal以上の差があった。しかし、いずれにしろ、2型糖尿病となる人の食事摂取量は、一般健康人の平均よりはかなり多いということは確かな事実である。

診断後（食事指導を受ける前）の食事摂取量

　糖尿病と診断されると、診断時の血糖値に応じて治療が開始される。必要に応じて教育入院、もしくは、食事指導の予約がとられ食事指導を受けることになる。多くの患者は指導を受ける以前に、「脂っこいものは減らそう」「ご飯の量を減らそう」「せめてお菓子はやめよう」などと自主的に対策的な行動を考え、従来の習慣を改める努力を開始する。

　食事指導を受ける前の食事内容を調査した筆者らの結果からも、患者は診断されたその日から、自分で考えて可能な限りの食事制限をしていることがわかった。1日の摂取カロリーを男性では約1,500 kcal、女性では約500 kcal減量して、どちらも約2,500 kcal程度にまで調整されていた。

　また、男性は嗜好品である飲酒やお菓子の摂取量を減少させているのに対して、女性は菓子類の摂取量を減らすことよりも食事量を減らす努力をしているという特徴的な傾向が認められた。

　このように、糖尿病の診断を受けて、患者は食事摂取量を有意に減少させていたのであるが、標準体重1 kgあたりの摂取量をみると、男性では39.7 kcal、女性では44.6 kcalという結果であり、糖尿病の必要カロリーの設定基準である体重1 kg当たり25 kcal～35 kcalからすると、なお摂取カロリーは明らかに過多である。それはつまり、専門家による指導が必要であるということを意味するであろう。

患者は自主的に食事を制限する努力をしている。しかし、なお療養行動としては不十分である。

　支援者としては、糖尿病と診断された患者は、栄養士による栄養指導を受ける前に

★2　食物摂取頻度調査 122品目
主食、副食、肉類、魚類、ファーストフード、飲み物、菓子類など122品目（類似の食材や四季の変化にも対応できるように考慮されている。またこれを使用する調査は、実物大の写真を提示しながら1回に摂取する量と摂食頻度を訊ね、その内容を専用ソフトに入力することにより、1年間の摂取カロリーと、3大栄養素だけでなく詳細な栄養素を算出することができる。例えば、カレーライスを「糖尿病と診断されてからは、どの程度の量を、どのくらいの頻度で食べていますか？　糖尿病と診断される前はどうでしたか？」というふうに、具体的な料理や食材の写真を提示して質問する。この調査法は日本人の食物頻度調査法として国際的に認められている。なお、筆者らは写真だけでなく、写真と同じ大きさの実物を提示することで、量のイメージの信憑性をより高めた。

自分で考えられる方法で食事摂取量を減らす努力をしており、実際に摂取量を減らしていることに注目したい。その事実を把握して、患者の努力を認めて肯定的に評価する必要がある。

栄養指導を受ける患者は、3日間の食事内容を記述したうえで指導を受ける。その際、「自分ではかなり頑張っていると思っていたのに、もっと減らせと言われてしまい、自分には到底無理だと思った」と患者が話すのを聞いたことがある。患者に「無理だ」と思わせてしまったら、指導は成り立たない。

食事とカロリーについてよく調べて知っている患者もいる。ある患者は「医師が栄養指導を受けるように言うので、断わらないで受けている。1,800 kcal が指示されているので、提出する食事記録には、私はよく食べることが知られているから 500 kcal 程度多めに書いています。実際にはもっと食べているのですが、運動で 500 kcal を消費するよう努力していますから、その分を差し引いて、まあそのくらいに書いておくのが適当だと思って。栄養指導を受けるのは、自分にとってはちょっとした確認です。栄養士の顔も立てられるし、先生の顔も立てられる。主治医からの提案を断わったことはありません」と言って、提出する食事記録を見せてくれた。「先生には"できない患者"と思われたくないから」と苦笑いされていたが、そんな実態があることを医療者のほうはどれだけ知っているのだろうか。知らないまま「指導」を続けているとしたら、私たちはいったい何なのであろう？

高学歴の患者も多い。インターネットを利用すれば必要な知識や情報はたやすく手に入る。彼らは知識だけなら十分に持っている。「わかってはいるが実行できない」のである。しかし、それが普通の人間なのではないだろうか。それを認めることが支援の出発点であろう。私たち専門家には、どのような「指導」が求められているのであろうか。

食事摂取量についての認識

1) 多すぎるとは思っていない

私たちはそれぞれの家庭で食事をしていて、食事の量を他の家庭の場合と比べる機会は少ない。食事は家庭環境によってずいぶん違うように思われる。西垣ら[3]の研究によると、両親のいずれかが糖尿病に罹患している家族で育った者と、親が糖尿病ではない家族で育った者とでは、食事療法の介入前の食事摂取量は、前者のほうが多い傾向にあったという。これは、食事摂取量において「普通」と思っている量が家庭によって異なっており、それが子供に影響しているためであろう。

以下、患者に実際の摂取量を教えてもらい、その量に対して多いと思っているのか少ないと思っているのかを尋ねた筆者らの研究結果を紹介する

まず、医師から指示されている食事摂取量と実際の摂取状況(カロリーと3大栄養素)について調査した。患者は、

- 指示された摂取量と実際の摂取量がほぼ一致している群(ほぼ一致群)
- 摂取カロリーはほぼ一致しているが、蛋白質の摂取だけが非常に多い群(蛋白質

過剰摂取群）
- 摂取カロリーと三大栄養素すべてにおいて1.5～2倍近く摂取している群（多量摂取群）

の3群に分類できた。自分の食事摂取量についてどのように思っているのかを尋ねた結果は以下のようであった。

ほぼ一致群は、ほぼ全員が「ご飯を食べすぎている」と感じていると回答した。しかし実際には、炭水化物の摂取量はやや少なめであった。他の栄養素については「普通だと思う」と認識されていた。実際の摂取カロリーは平均1,886 kcal/日であった。3大栄養素別の食事摂取量は、炭水化物249.8 g、蛋白質65.0 g、脂質48.0 gであった。

蛋白質過剰摂取群は、約半数が蛋白質が足りないと思うと回答した。糖尿病の食事療法では十分な蛋白質がとれないのではないかと不安に思っている患者が多かった。彼らは「できるだけ蛋白質をとるように心がけている」とのことであるが、日本人の蛋白質摂取基準では、指示された量でも十分に足りている。実際の摂取量は平均2,065 kcal/日、炭水化物286.7 g、蛋白質87.6 g、脂質59.1 gであった。

多量摂取群は、自分の摂取量について「もともと大食いである。しかし今はそんなに食べていないから、ちょうどよい量か、ちょっとオーバーしている程度であろう」と、ほぼ同様に答えた。しかし、実際の摂取量は平均で3,079 kcal/日、炭水化物389.9 g、蛋白質116.9 g、脂質98.5 gであった。いずれも指示量を大きく超えていた。

総合的に言えることは、自分の摂取量が多すぎると認識して食べている人はまずいないということである。「ちょうどよい量だと思う」「身体のことを考えると、ある程度は必要だと思って食べている」「ちょっと多いかもしれないが、自分としてはかなり減らしている。多過ぎることはないと思う」などの認識が大多数であった。3群間に1,000 kcal以上の差があるにもかかわらず、認識の仕方に大きな違いはなかった。

 患者は、自分の摂取量が多いとは思っていない。

「ちょうどよい量」というのは主観的な感覚である。食べ過ぎが糖尿病の原因だとしても、患者自身はその量を多すぎるとは認識していないのである。食摂取量を減らすには、本人の主観においては相当な頑張りを必要とするということを理解する必要がある。

2）好きなものが好きなだけ食べられない

糖尿病患者の多くは、食事摂取量を減らす必要性を医療者から説明され、「食べ過ぎてはいけない」ことを頭のどこかに常に感じながら生活している。それで、「好きなものが好きなだけ食べられないことが辛い」「考えていたらイライラしてくる」などと訴える患者に対して、医療者は「我慢しすぎない程度にやってください」「好きなものを食べるのはいいですよ。ただ、食べ過ぎないように」などと答える。

◆人はどのようにして食べ始め、食べつづけるのか

　私たちは、一口食べたときに美味しいと思う。そして「もうたくさん」となれば、しばらくは食べたいと思わない。また、刺激の強い梅干や香辛料などは、味覚的に美味しいというよりは、刺激が消えていくときに心地よさを覚えて(それが美味しさとして認知され)、ますます刺激の強いものが欲しくなったりする。食行動の動機づけに関しては、相反過程説★3が興味深い。空腹は嫌悪的であり、満腹は快適である。同じように、口寂しい状態は嫌悪的であり、"味わい"は快適である。私たちは空腹をきっかけとして食べ始め、食べたものが美味しければ「快」である。しかし、呑み込まれると、その味はすぐに消えてしまうので、口寂しさという「不快」が残る。その口寂しさが空腹に加算され、嫌悪的な状況から逃れるべく、満腹に向かって食べ続けるのである。口寂しさのピークはすぐに訪れる。つまり、口寂しさ感をもっとも強く感じるのは、最初の一口を食べ終えた後なのである。「したがって、食行動の動機づけは食べ始める前よりも、最初の一口を味わった直後に最大となる。そして、"やめられない～止まらない♪"状態が始まるのである」[4]。

　その感覚は誰しも思い浮かべることができるのではないだろうか。好きなものを食べ始めたら、途中でやめることは糖尿病患者に限らずむずかしいことなのである。「食べる量を決めて器に盛って食べましょうと言われても、まだそこにあるのを知っているから食べてしまいます」と訴える患者の声を聞けば、筆者もその通りだと思う。「食べてはいけないと思うから、ますます、食べたくなるのです。何も考えない方が気持ちが抑えられそうです」という声も聞いた。

　そこで筆者らは、「好きなものが好きなだけ食べられない」負担感を強く感じている患者は、実際にどの程度の食事量で負担感を強く感じているのかを調べた。その結果、興味深いことがわかった。実際の摂取量は、「好きなものが好きなだけ食べられない」という負担感を強く感じている人のほうが、それほど負担に思っていない人よりも多かったのである。

　男性では、「好きなものが好きなだけ食べられない」負担感が強い群が低い群に比べ

★3　動機づけの相反過程説　opponent-process theory of emotion
あることに対して人の抱く感情は、快-不快など相反する感情が考えられるが、それはどちらかに決まったものではなく、時間の経過や慣れなどによって変化する。例えば、いくら好きな食べ物でも、毎日同じだったら飽きるし、嫌いになってしまうこともある、というように。そのように感情が相反する過程に焦点をあてて、行動の動機づけを説明する理論。
食行動の動機づけに関して、Solomon*は快と不快の相反する感情が動的に変化する過程を楽しみたいという思いが「食べたい」感情を喚起し、食行動を駆り立てると考えた。空腹は嫌悪的(不快)であり、満腹は快適(快)である。そして味わいは快適(快)であり、口寂しさは嫌悪的(不快)であると指摘したうえで、1回の食事の中で快・不快感情が相互に絡み合い、正と負(快と不快)が動的に変化しているととらえる。その変化の過程に食事の楽しみがある、とする。また、我慢すればするほど「食べたい」という感情が強くなるという逆説の説明にもなる。
*Solomon RL(lecture, in May 1979)：Recent experiments testing an opponent-process theory of acquired motivation, Acta Neurobiol' Exp.1980, 40：271-289

て、標準体重あたり5～6kcal多かった。体重が60kgの男性であれば、1日の摂取量が300～360kcal多いことになる。女性では、なんと標準体重あたり12kcalも多いという結果であった。体重50kgの女性であれば500～600kcalも摂取量が多いことになる。それに伴って、蛋白質や脂質の摂取量が増えていることは言うまでもない。

> 好きなものが好きなだけ「食べられない」と感じている患者は、実際には摂取量が多い。

患者は食べすぎについて再三指導されており、よくわかっている。しかし、「食べ過ぎてはいけない」ということが脳裏に浮かぶたびに、「もっと食べたい」感情が惹起されるのではないだろうか。そうした人間心理が食行動に影響するとすれば、「食べ過ぎてはいけない」と言うだけの指導では何の役にも立たない。「好きなものが好きなだけ食べられない」という辛さを強く感じている患者は、同時に、食べ過ぎている自分を自覚して自己効力感を低下させ、自己嫌悪や無力感にさいなまれているであろう。支援者にまず求められるのは、この感情を受け止めることである。

自己効力感

慢性疾患の自己管理行動の継続には自己効力感★4が関連する。糖尿病患者は皆、合併症の危険性を把握している。受診時の検査結果に非常に敏感に反応し、一喜一憂している患者を多く見てきた。誤差範囲であるような0.1%でも下がれば喜び、上がれば落胆する、前者は上手くコントロールできるかもしれないとの効力予期を高めるが、頑張ったのにデータは改善していないと感じる者は自己効力感が得られず、自分には無理かもしれないと思ってしまいがちである。支援者としては、自己効力感を喪失させないということが重要な視点となる。

患者が自分の食事摂取量を多いとは思っていないということは、実際の摂取量と、それに対する認識（どれくらいの量を「多い」と見なすか）との間にずれがあるということである。その結果、良好な血糖コントロールが得られない。彼らは主観的には頑張っているのである。それだけ落胆も大きく、自己効力感を低下させる恐れがある。そうなると、ますます指示された食事摂取量の遵守はむずかしくなる。

筆者らは、安酸が開発した糖尿病患者の食事自己管理行動に対する自己効力感尺度（Diabetes Mellitus Dietary Self Efficacy Scale；DMDSES、表5-1）を用いて、患者の食事摂取量と、食事に対する外的誘惑に関する統制感および内的誘惑に関する統制感の

★4 自己効力感　self efficacy
自分には有効な行動を起こすことができる、あるいはできていると思える感覚のこと。社会的学習理論で有名なバンデューラが提唱した概念。必要な行動であると認識したとしても、自己効力感が低ければ上手くできそうに思えず、行動に移すことを躊躇する。自分が上手く行動できて目的が達成できたという経験は、自己効力感を高め、次もできるという効力予期が高まって行動への積極性が増すと考えられる。

第5章　研究結果の解釈と活用

表5-1 ● 糖尿病患者の食事自己管理に対する自己効力感尺度*

あなたの糖尿病の自己管理に対する自信についておうかがいします。 各文章を読んで、右の回答欄の「とても自身がある」から「全く自信がない」のうち、今の<u>あなたの気持ちにもっとも当てはまるところに</u><u>○をつけてください。</u>	とても自身がある	自信がある	少し自信がある	どちらかというと自信がない	自信がない	まったく自信がない
[記入例]　少しは自信がある場合は	6	5	④	3	2	1
1）もっと食べたいと思うときでも、やめる	6	5	4	3	2	1
2）糖尿病を上手にコントロールしながら生きていく	6	5	4	3	2	1
3）カロリーが多そうなときは、量を減らして食べる等の工夫をする	6	5	4	3	2	1
4）旅行の時、飲みすぎや食べ過ぎを抑える	6	5	4	3	2	1
5）体重のコントロールをする	6	5	4	3	2	1
6）食事療法をすることによって血糖をコントロールしていく	6	5	4	3	2	1
7）あまり我慢しなくても糖尿病の食事療法をやっていける	6	5	4	3	2	1
8）私には糖尿病を自己管理していく能力がある	6	5	4	3	2	1
9）人に料理を勧められたときでも、食べ過ぎない	6	5	4	3	2	1
10）パーティ等のイベント時にも、食べ過ぎない	6	5	4	3	2	1
11）人を接待しているときでも、自分の食事療法を守る	6	5	4	3	2	1
12）好きなものでも食べ過ぎないでいられる						
13）空腹感があるときでも、食べ過ぎない	6	5	4	3	2	1
14）人に勧められても、きちんと断る	6	5	4	3	2	1
15）自分が糖尿病であることを知らない人と食事をするときでも、カロリーを考えた食事をする	6	5	4	3	2	1

*この15項目の自己効力感は、外的誘惑に関する統制感と内的誘惑に対する統制感とに分類できる。外的誘惑に関する統制感とは"何らかの誘惑のために食べ過ぎてしまう状況における自己効力感"で、4・9・10・11・12・14・15の7項目が該当する。内的誘惑に対する統制感とは"自己欲求を管理していく意志力や実行力に対する自己効力感"で、1・2・3・5・6・7・8・13の8項目が該当する。（出典は安酸史子（1997）の博士論文であるが未公刊。本表の掲載については同氏の許諾を得た。）

関係について調べた。

その結果、指示された食事摂取量が遵守できていない摂取量過多な患者（実際の摂取量と主観的認識との間のずれが大きい患者）は、客観的な認識の下に食事量を調整して指示された食事摂取量が遵守できている患者に比べて、明らかに自己効力感が低いことが確かめられた。

外的誘惑に関する統制感とは、宴会に誘われたり、仕事上の接待の席など外部的要因による食べ過ぎの可能性の大きい状況において自制的に適切な対処ができていると思える感覚のことである。内的誘惑に関する統制感とは、自己の内的な欲求、すなわち食欲や嗜好に負けないで自己管理する意志力や実行力を発揮できていると思える感覚のことである。いずれも、食べ過ぎを上手に回避して食事療法を実行できているということであり、自己効力感を高める要因と考えられる。

　食事摂取量を遵守できている患者は、外的誘惑に関する統制感に関する得点が高く、外的な誘惑にも負けないで頑張れるという効力予期を持っており、内的誘惑に関する統制感もとても高い得点を得ていた。一方、食事摂取量を遵守できていない患者は、外的誘惑に関する統制感も内的誘惑に関する統制感も、ともに有意に低い得点であった。1年後の得点はさらに下がっていた。

指示された食事摂取量を遵守できていない患者は、自己効力感を低下させている。

　実際の食事摂取量と主観的な認識にずれがある患者は、指示された食事摂取量を遵守することがむずかしい。摂取量を守れなければ、期待する血液データにならないし、医療者からは食べ過ぎの指摘を受けることでストレスを募らせる。頑張っているのにデータが改善しないという無力感から効力予期も低下して、ますます自己効力感が低下していく。そうした患者に対しては、まず主観的な認識を正すことが支援の重要なポイントとなる。

　どのくらいの量を多いととるかは個人の主観であって、生活環境や食習慣の影響を受けて認識は大きく異なる。それを理解してもらうためには、集団教育などで皆が同じ食事量を摂取し、その量に対する感想を話し合うというような機会を設けるのも一案である。そこで自分の認識が一般とは異なることを知り、客観的な指示量を基準にして自己認識の修正が図られればよい、と考える。

肥満（体重）

　代謝は人によって異なる。運動が苦手な人の代謝量は低くなり、太りやすいのは事実である。しかし、「食べていないのに太る」と言う人もいれば、「食べているのに痩せている」と言う人もいる。「水を飲んでも太る」などと言う人もいる。肥満と食事摂取量との間にはどのような関係があるのだろうか。

　筆者ら[6]は、BMIが25以上（肥満）群と25未満群に分けて、食事摂取量について比較検討した。結果は以下のようであった。

　男性においては、肥満群で35.49±9.70 kcal/SBW（kg）であるのに対して、非肥満群では30.76±7.12 kcal/SBW（kg）であった。3大栄養素のすべてにおいて、肥満群の摂取量が多かった。肥満群は「摂取量を決めて食べる」「脂肪性のカロリーを減らす」「食の満足感を高める」「飲み物のカロリーを減らす」「バランスよく美味しく食べる」「塩

分の制限」といった食事量を減らすための自己管理行動の実施頻度が低かった。それが摂取量の多さと関係していると考えられる。しかし、そんな彼らも主観的には「本当に食べる量を減らしている」のである。「こんなに食べなくて体が大丈夫かと心配するくらい食べていないのに、痩せない。これ以上は無理」と話す患者も少なくない。

女性においても、肥満群は 35.56 ± 10.98 kcal/SBW(kg)、非肥満群は 29.53 ± 8.31 kcal/SBW(kg)であり、明らかに肥満群のほうが食事摂取量が多いことがわかった。女性は、食事摂取量を減らすための自己管理行動の実施頻度は高く、頑張って食事療法を続けようと努力していた。しかし、「食事を減らそうと思えば思うほど食べたくなる」と話す患者も多かった。「無意識的に食べてしまう」「他の価値観で食べてしまう」（例えば「気がついたら食べていた」「友人に誘われたのでちょっとのつもりが・・・」という発言）一時的逸脱行動の頻度も高かった。そして、一時的逸脱行動時の食事量が、肥満群は非肥満群よりも大幅に多かった。これらの結果は、女性はストレス時に"甘いものを食べる"行動に走る傾向があると指摘されていることとも合致する。女性患者にはとくに、指導が過度なストレスをかけることになると逆効果になることも考えられるので、注意が必要である。

男女ともに、BMI 25 以上群およびBMI 25 以上でなくても腹囲が大きい患者群（男性 85 cm、女性 90 cm 以上）の食事自己管理行動の実施頻度は非常に類似していた。太っている患者には共通した心理・行動パターンがあるのかもしれない。

 肥満患者は食事摂取量が多い。

2　食事に関する自己管理行動の特徴

2 型糖尿病は生活習慣病である。人はそれぞれであり、生活習慣は年齢、性別、社会的な立場などによっても異なる。食事に関する習慣も幼少期からの家庭料理の違いや、家族の食習慣などによって異なるのは当然である。2 型糖尿病患者に対する支援では、患者の背景に応じた支援が重要であると言われているが、それを実証する研究結果は未だないようだ。例えば、男性と女性の生活習慣の差に応じた支援にはどのようなものがあるかとか、その有効性を確かめるとかいった研究はされていない。そのあたりは支援にあたる個々の看護師の配慮に委ねられているわけであるが、重要な患者特性を知り、それに応じた有効なはたらきかけ方を見いだす必要がある。

患者の特徴に応じた個別指導法を考えていくために、筆者ら[7]は食事に関わる患者の生活行動の特徴を調べた。糖尿病のコントロール指標とされる HbA_{1c}、BMI、腹囲、TG（中性脂肪）、HDL コレステロールを基準変数とし、食事摂取量（総摂取エネルギー量/1 日、3 大栄養素/1 日）、身体活動量（歩数/1 日）、安静時エネルギー代謝量を説明変数として重回帰分析を行ない、影響があった説明変数にはどのような食事自己管

理行動が影響しているのかを探った。以下、その結果を示す。

男性患者の特徴

　男性においては、食事の総摂取エネルギー量と脂質摂取量が多く、活動時間が少なく、安静時エネルギー代謝量が低いほどBMIや腹囲の数値が高かった。また、炭水化物摂取量が多く、インスリン注射を使用している人ほど、HbA_{1c}が高かった。

　「摂取量を決めて食べる工夫」「脂肪性のカロリーを減らす工夫」「食の満足感を高める工夫」「外食時、周囲の人の協力を得る努力」など、自己管理行動の実施が多いほど、総摂取量、脂質摂取量、炭水化物摂取量が少なかった。

> **自己管理行動の実施項目が多いほど、総摂取量、脂質摂取量、炭水化物摂取量が少ない。（男性患者）**

　「摂取量を決めて食べる工夫」「脂肪性のカロリーを減らす工夫」「食の満足感を高める工夫」は、調理担当者である妻や家族の協力を得ることによって実施できているものと思われる。「外食時、周囲の人の協力を得る努力」行動とは、仕事に伴う接待や友人との会食などにおいてアルコールを控えたり二次会への参加を遠慮するなど、対人関係の調整を行ない、相手の理解を得て自制に努める行動である。社会生活では食欲を刺激する誘惑も多いが、その状況を予測して自己調整が図れている患者は、過食につながる行動を減らすことができていると考えられた。

　逆に、仕事を第一に考えて接待の席を断われないなどの「他の価値観を優先して食べる」行動は、食事摂取量の増加に関連していた。この行動は「外食時、周囲の人の協力を得る努力」と負の相関関係にある。

　「夕食を食べ始めてから終わるまでの時間」が長いほど摂取量が増加していた。一般的に飲酒を伴う夕食は所要時間が延長することが考えられる。飲酒は飲酒自体の摂取カロリーに影響するだけでなく、食事療法に対する厳格さを欠き、摂取量が増加する危険性がある。

女性患者の特徴

　女性においては、炭水化物摂取量が多いほど、1日の歩数が少ないほど、そして、安静時エネルギー代謝量が低いほどBMIおよび腹囲の数値が高かった。HbA_{1c}と食事摂取量との関連は認められなかった。

　炭水化物の摂取量については、「塩分制限の工夫」の実施が摂取量を減少させることに関連していた。塩分は食欲求を刺激する。また、過剰摂取は高血圧の予防上も好ましくない。したがって、「塩分制限の工夫」の実施には重要な意味がある。

　「間食の頻度」が高いほど、また、「無意識的に食べてしまう」行動が多いほど、炭水化物摂取量が多かった。「他の価値観を優先して食べる」ことも炭水化物摂取量の増加に関連していた。また、「無意識的に食べてしまう」行動と、「間食の頻度」や「他

第5章　研究結果の解釈と活用

の価値観を優先して食べる」といった過食してしまう行動とは高い相関関係にあった。

 間食の頻度が高いほど、炭水化物摂取量が多い。（女性患者）

　食欲求を誘惑する状況においての過食が非常に多いことが女性の特徴のようである。食欲求の誘惑への対処法が自己管理行動のポイントとなることを意識するとよいであろう。
　外的な誘惑が食事摂取量を増加させる要因であることは、男女共通である。それは好物の食品であったり、対人関係による心理的な反応である。社会生活の中ではさまざまな食に関する誘惑があると考えられるが、それを禁じることによる空腹感やイライラなどの感情的なストレスは、逆に自棄食いなどの衝動的な行動につながるとも言われる。糖尿病の知識を持っている患者であっても、このような感情による食欲求の惹起を止めることはできない。支援者は、自己管理行動の結果である検査データの評価以前に、患者がどのような心理的ストレスを経験しているかに焦点をあてて、せめて、自己管理行動に伴うであろう感情的なストレスを軽減できるようなかかわりを心がけたい。

3　肥満度（BMI）と身体活動量（歩数）と食事摂取量との関連

患者を［歩数不足・過体重］［歩数充足・過体重］［歩数不足・普通体重］［歩数充足・普通体重］の4群に分けてみる

　既に記したように、BMI値が高い肥満患者は食事摂取量が多いということは事実である。運動についても、肥満型の患者は苦手な人というイメージで見られて、自己管理行動ができていないと評価されることが多いように思われる。本人もそれを自覚していて、「私はできない患者です」と話す患者が多い。
　実際そのとおりなのだろうか。多くの2型糖尿病患者の受診時に同席させてもらって、わかったことがある。肥満型の患者で毎日1万歩以上歩いている患者は、受診時にまず「頑張って歩いています」と明るく話されることが多いのである。逆に、運動療法ができていない患者は「なかなか大変です」と言葉が少ない。
　そこで筆者らは、体重（過体重/普通体重）と身体活動量（歩数充足/不足）で患者を4群に分類して、食事摂取量との関連を検討した。群分けの詳細は図5-1に示す。表5-2は調査対象における群別の平均データである。

3 肥満度(BMI)と身体活動量(歩数)と食事摂取量との関連

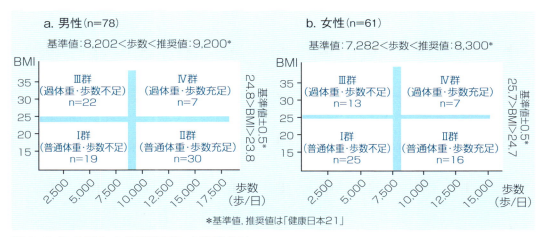

図 5-1 ● 体重と身体活動量による群分け

男性の場合

　普通体重であるⅠ(歩数不足)群とⅡ(歩数充足)群の間の、運動量の指標とした歩数の差はⅠ群6,274歩に対しⅡ群13,262歩で2倍の開きがある。しかし、HbA_{1c}には差が見られなかった。内臓脂肪量やHDLについても多少の差は見られるものの、ともに正常範囲内であった。それに対して、過体重であるⅢ(歩数不足)群とⅣ群(歩数充足)では、Ⅲ群でHbA_{1c}が7.6％と有意に高く、HDLは34.5mg/dlと低値であり、内臓脂肪は153.5m^{2}と大きい値であった(表4-2a)。

　食事摂取量を調べると、Ⅰ群からⅣ群へと徐々に多くなっていた。次に食事に関する自己管理行動の実施率について調べたところ、Ⅰ群、Ⅱ群、Ⅲ群の間ではまったく差がみられなかったが、Ⅳ(過体重・歩数充足)群のみ、ほとんど食事に関する自己管理行動を行なっていないという興味深い結果が得られた。これは、Ⅳ群では「食べるために運動している」患者が多いという推測を裏付けるものであろう。過体重で身体活動量を増やす努力をしている男性は食事の自己管理行動がとれておらず、その代わりに身体活動量を増やすことで摂取と消費のバランスをとろうとしている人が多いということである。この結果は、外来受診時に身体活動量を増やす努力を強調して話す患者に対しては、食事の自己管理行動について尋ねる必要があることを示唆している。身体活動量を増やす重要性を承認してその努力を支持すると同時に、身体活動量だけでは、インスリン抵抗性は改善できてもインスリンの分泌不足を改善することはできないことを伝えていかなければならない、と考える。

　また、食事療法の継続に伴う負担感では、Ⅰ群、Ⅱ群、Ⅳ群間に差は認められないが、Ⅲ(過体重・歩数不足)群において有意に高かった。彼らは食事に関する負担感が強いことに重ねて身体活動量を増やすことができていない。それゆえ表情も暗く、無力感を強くしている人が多いように感じられる。こうした患者への心理的なサポートの重要性を改めて感じさせる結果である。

表5-2 ● 4群の比較

男性	I群 （普通体重・ 歩数不足）	II群 （普通体重・ 歩数充足）	III群 （過体重・ 歩数不足）	IV群 （過体重・ 歩数充足）
年齢	64.9歳	62.5歳	59.3歳	60.7歳
食事摂取量	27.4 kcal/SBW(kg)	32.7 kcal/SBW(kg)	33.8 kcal/SBW(kg)	35.9 kcal/SBW(kg)
BMI	21.9	21.7	28.5	26.4
内臓脂肪（VFA）	99.5 cm^2	91.9 cm^2	153.5 cm^2	126.4 cm^2
歩数	6,274歩/日	13,162歩/日	5,793歩/日	11,203歩/日
3.0Mets以上の運動時間	18.0分/日	57.8分/日	18.8分/日	41.1分/日
HbA$_{1c}$	7.0%	7.0%	7.6%	7.1%
HDL	50.4 mg/dl	58.0 mg/dl	34.5 mg/dl	45.5 mg/dl

女性	I群 （普通体重・ 歩数不足）	II群 （普通体重・ 歩数充足）	III群 （過体重・ 歩数不足）	IV群 （過体重・ 歩数充足）
年齢	68.2歳	59.9歳	67.2歳	57.0歳
食事摂取量	28.6 kcal/SBW(kg)	31.1 kcal/SBW(kg)	36.9 kcal/SBW(kg)	33.9 kcal/SBW(kg)
BMI	21.6	21.6	28.9	27.5
内臓脂肪（VFA）	78.9 cm^2	63.9 cm^2	132.3 cm^2	96.4 cm^2
歩数	5,025歩/日	10,633歩/日	4,959歩/日	9,016歩/日
3.0Mets以上の運動時間	13.0分/日	32.9分/日	12.0分/日	29.6分/日
HbA$_{1c}$	7.2%	7.2%	7.1%	6.9%
HDL	64.2 mg/dl	65.2 mg/dl	60.2 mg/dl	65.8 mg/dl

男性の肥満（過体重）患者にみられる問題
- 運動量の多い患者→運動量を増やすことで血糖のコントロールを行なっているが、食事に関する自己管理行動はしていない。
- 運動量の少ない患者→食事を減らす努力をしているが、データの改善には至っていない。

女性の場合

　女性も、普通体重であるⅠ（歩数不足）群とⅡ（歩数充足）群の間には歩数に2倍の差があるが、HbA_{1c}やBMIに差はなく、内臓脂肪やHDLも正常値であった。過体重群（Ⅲ群、Ⅳ群）は内臓脂肪量が多いが、HbA_{1c}やHDLの値は普通体重群（Ⅰ群、Ⅱ群）との間に有意差は認められなかった。

　食事摂取量については、過体重群の摂取量が多かった。食事摂取量を減少させるための食事自己管理行動の実施率は4群間に差は見られなかったが、気がついたら食べていたなどの「無意識的に食べてしまう」や、友人の前だからなどを理由とする「他の価値観を優先して食べる」といった食事療法からの一時的逸脱行動が有意に高く、それらの行動が摂取量の増加に関連していた。また、食事療法の継続に伴う負担感については、過体重群（Ⅲ群、Ⅳ群）が普通体重群（Ⅰ群、Ⅱ群）に比べて有意に高かった。過体重の女性に食事療法に関する負担感が強いのは、「痩せたいのに痩せられない」と感じていて常にダイエットの必要性を意識しているのか、そのことがかえって食べたい感情を惹起してしまうのか、周囲の人の目が気になって食べてしまうのか、もしくは食べてしまっている自分への無力感からなのか、明らかではないが、支援者としては、その人特有の悩みにも耳を傾けて理解することが重要である。

> **肥満で運動量の少ない女性患者の場合、食事療法からの一時的逸脱行動が多く、食事摂取量の増加につながっている。**

4　自己管理行動を規定する背景要因

自己管理行動の良否

　自己管理行動の背景要因についても検討した。食事摂取量と運動量（歩数）によって、対象患者より自己管理行動良好群と不良群とを抽出し、血糖コントロール指標および背景要因について両群間で比較した。その結果を紹介する。

群分け（自己管理行動の良否の基準）
自己管理行動良好群
　食事摂取量：糖尿病摂取基準の範囲内である35 kcal/SBW（kg）未満、かつ、1日あたりの歩数：推奨値（健康日本21；男性9,200歩、女性8,300歩）以上
自己管理行動不良群
　食事摂取量：35 kcal/SBW（kg）以上、かつ、1日あたりの歩数：推奨値未満

全調査対象者170名のうち良好群は51名（33.5％）、不良群33名（19.4％）であった。年齢は良好群61.6±9.7歳、不良群61.0±12.3歳で両群間に差はなかった。両群の自己管理行動の実施状況、および血糖コントロール指標（BMI、腹囲、HbA_{1c}）の値、合併症の有無を表5-3に示した。

対象者170名の治療的な背景は、インスリン注射使用者は24.1％、インスリン分泌促進剤内服者は58.8％、インスリン抵抗性改善薬内服者47.6％、食後高血糖抑制薬内服者35.3％であった。2群間で治療的な背景の差は認められなかった。

血糖コントロール指標であるBMI、腹囲、HbA_{1c}、合併症の有無においても2群間での差異は大きかった。良好群のBMIは日本人の推奨値22.0であり、腹囲も82.8 cmとメタボリックシンドロームの基準より低かった。一方、不良群はBMIが26.1と肥満、腹囲も93.0 cmでメタボリックシンドロームの基準値を超えていた。HbA_{1c}においても、良好群は6.7％に対して不良群は7.5％と高かった。良好群の合併症保有率は20％であったが、不良群は48％が何らかの合併症を有していた。

病歴、配偶者の有無、職業の有無についても2群間で比較してみたが、まったく差は認められなかった。病歴の差がないにもかかわらず不良群で合併症の保有者が多いことは、これまでにも多くの医学研究が明らかにしているとおりである。また、治療方法による差についても検討したが、2群間で差は認められなかった。

自己管理行動の良否に関与している要因は何なのであろうか？　一般性自己効力感尺度[9]の得点、および情緒的サポート尺度[10]の得点も比較してみたが、これも2群間で差はなかった。

しかし、筆者らが作成した食事療法負担感尺度（76頁表3-1、161頁付録）の得点を比較

表5-3 ● 自己管理行動良好群と不良群の自己管理行動実施状況 （平均±SD）

	良好群(n=51)	不良群(n=33)
食事摂取 （1日あたり）	1661±294 kcal/day 男性：1792±241 kcal/day 女性：1420±227 kcal/day	2424±623 kcal/day 男性：2406±377 kcal/day 女性：2447±846 kcal/day
食事摂取 （標準体重 1 kgあたり）	28.7±4.2 kcal/SBW(kg) 男性：29.2±3.5 kcal/SBW(kg) 女性：27.9±5.2 kcal/SBW(kg)	42.7±8.8/SBW(kg) 男性：39.9±4.5 kcal/SBW(kg) 女性：46.2±11.4/SBW(kg)
運動 （1日の歩数）	11,746±3,154 歩/day 男性：12,370±2,924 歩/day 女性：10602±2090 歩/day	6,044±2,792 歩/day 男性：6,562±1,870 歩/day 女性：5,422±2,181 歩/day
肥満度(BMI)	22.0	26.1
腹囲	82.8 cm	93.0 cm
HbA_{1c}	6.7％	7.5％
合併症(保有率)	20.0％	48.5％

した結果、2群間に差が認められた項目があった。不良群は「対人関係の中で感じる孤独感・疎外感」および「自己価値観を維持することへの脅かし」の下位尺度において、良好群より負担感を強く感じていたのである。さらに、糖尿病用食事関連QOL尺度[11)]を用いて比較してみた。すると、「食事療法特異的QOL」「全般的食事感」においては差が認められなかったが、「派生する生活機能制限」の下位尺度である「心の健康」と「活力」において不良群は得点が有意に低い結果であった。これらの結果を考え合わせると、自己管理行動には食事療法に伴う負担感、心の健康維持、活力といった心理的な側面が大きく関与していると言えるであろう。これまで、自己管理行動の継続には自己効力感やソーシャルサポートなどの心理社会的要因と関連があることが指摘されていた。それらの要因が重要であるのはもちろんであるが、患者自身に負担感が強く、心の健康や活力が低い状況では、自己効力感を高揚させることすらできない状況にあることも視野に入れる必要があると考える。とくに看護師の支援においては重要な視点である。

> 自己管理行動の良否には、食事療法負担感をはじめとする心理的な要因が大きく関与している。

食事療法に伴う負担感

食事療法負担感尺度の得点が高い患者は HbA_{1c} が高い傾向にある。そこで、食事療法負担感の得点が中央値より高い患者(**高負担感群**)と、低い患者(**低負担感群**)の2群に分け、調査時点から3年間にわたる HbA_{1c} における推移を追跡した(その間、研究者は関与していない)。その結果を表5-4 に示す。

高負担感群は HbA_{1c} の平均値が7.0%未満になることはなかった。特に、「好きなも

表5-4 ● 食事療法負担感の違いによる HbA_{1c} の推移(3年間の追跡結果)

負担感	群分け	初回調査時	1年後	2年後
対人関係の中で感じる孤独感・疎外感	高負担感群(n=87)	7.2±1.0%	7.1±1.1%	7.0±0.9%
	低負担感群(n=78)	7.1±1.0%	7.0±1.0%	6.8±0.8%
好きなものが好きなだけ食べられない不自由感	高負担感群(n=83)	7.3±1.2%	7.3±1.2%	7.0±0.9%
	低負担感群(n=82)	6.9±0.8%	6.9±0.8%	6.7±0.7%
自己価値観を維持することへの脅かし	高負担感群(n=102)	7.2±1.1%	7.2±1.1%	7.0±0.9%
	低負担感群(n=63)	7.0±0.8%	6.9±0.8%	6.7±0.7%
生活範囲の縮小に伴う不自由感	高負担感群(n=102)	7.2±1.1%	7.2±1.1%	7.0±0.9%
	低負担感群(n=63)	7.0±0.8%	6.9±0.8%	6.7±0.7%

のが好きなだけ食べられない不自由感」「自己価値観を維持することへの脅かし」において、HbA_{1c}の値としては微々たる差ではあるものの測定3時点すべてにおいて低負担感群とは有意な差が認められた。この2因子における支援の重要性を示唆していると考える。HbA_{1c}が7.0％未満になることは糖尿病の合併症を予防するためにも重要である。

 HbA_{1c}を7.0％未満に維持するためには、食事療法の負担感を軽減する必要がある。

5　食事の内容　メタボリックシンドロームとの関連

　2型糖尿病患者はメタボリックシンドローム（metabolic syndrome、以下MS）を合併している患者が多い。MSは動脈硬化性の合併症の発症に関与している。MSを予防することの重要性は言うまでもない。糖尿病は糖代謝の異常であるが、筆者らは、糖代謝異常のみの患者とMSを合併している患者とでは食事摂取内容に違いがあるかどうかを確認する必要があると考えた。

　患者をMS合併群と非合併群とに分け、その食物摂取状況を食物摂取頻度調査122品目[1]（95頁脚註★2）を用いて調べた。その結果、MS合併群はMS非合併群に比べて食事摂取量が多いことがわかった。

　以下はさらに具体的な食事内容について検討した結果である。

料理の好み

　MS合併群の男性は、ご飯類としてカレーライス、チャーハン、丼物を好む人が多く、MS非合併群に比べて、米飯と共に摂取している塩分や脂質の量が有意に多かった。また、麺類による脂質摂取量も多く、ラーメンや焼きそばを好む人が多かった。それに比べると、MS非合併群では麺類の場合は「ざるそば」などが多く、ご飯類についても、米飯と副菜の組み合わせで食べる人が多かった。

　MS合併群の女性は肉料理が好きな人が多く、ハンバーグ、ハンバーガーをよく食べている。麺類はパスタ類を好む人が多いようであった。

　このように、MS合併群とMS非合併群とでは料理の好みにもかなり差があることがわかった。野菜料理の場合、MS非合併群では男女ともに、お浸し、酢の物、煮物などが好まれていたが、MS合併群では炒めものや肉じゃがなど肉が多く含まれた料理を好む人が多かった。元来、野菜料理を好まない人には野菜の味を活かした料理は口に合わないのかもしれない。サラダも、MS非合併群ではさっぱりとポン酢で食べる人が多かったが、MS合併群では「野菜を食べなくてはいけないと思って、マヨネーズで野菜の味を消して食べている」という患者もいた。

嗜好品

　MS合併群の男性はアルコールによる炭水化物の摂取量が多かった。また、アルコールを摂取している男性は佃煮などによる塩分摂取量が多い傾向にあった。
　MS合併群の女性は菓子類による脂質および炭水化物摂取量が多かった。
　魚、乳製品、豆腐料理については、MS合併群と非合併群の摂取内容に差は見られなかった。

> メタボリックシンドロームを合併している患者は、男女ともに野菜料理を好まない人が多い。
> 男性は飲酒、女性は菓子類による炭水化物の摂取量が多い。

汁物

　興味深かったのは汁物の摂取である。MS合併群は、MS非合併群と比べて男女ともに汁物の摂取が明らかに少なかったのである。MS合併群は高血圧に関する食事指導で汁物は塩分が多いといった指導を受けているので、それが影響しているのではないかと考えられる。

> メタボリックシンドロームを合併している患者は、汁物の摂取が少ない。

　具がたくさん入った味噌汁や野菜スープ(ポタージュは除く)も汁物である。汁物を摂取している人の多くは、野菜を多くすると空腹感が癒され野菜の繊維も多くとれると思って「食べるようにしている」と述べている。心筋梗塞を発症した患者の3年間の追跡調査の結果、汁物をとる場合の工夫として具だくさんの味噌汁を摂取している人ほど総コレステロールが低かったとの報告[11]もある。具だくさんの味噌汁やミネストローネなどの野菜スープは食物繊維やビタミン、ミネラルが摂取できる。そして、味噌汁にはイソフラボン、ミネストローネには赤ワインのポリフェノールといった抗酸化作用がある成分が含まれ、具を多くすることで塩分も低減できるので、糖尿病の患者に推奨すべきであると考える。「たくさんの野菜が入るので、どうしても多く作ることになってしまうので、何回かに分けて食べるのにちょうどいいです」「冷蔵庫のお掃除のためにちょこちょこ作っておくと、何もないときに便利ですよ」などと話してくれる患者もいた。

6　食事療法と運動療法の併用効果

　糖尿病患者の食事や運動に関する自己管理行動の有効性については多くの研究がなされている。その結果、食事のカロリー制限は空腹時血糖およびインスリン抵抗性を改善させる効果がある[12]ことや、1日80分以上の運動がHbA_{1c}を低下させる[13]ことは明らかである。しかしながら、実際は、自己管理行動を指示されても「食事療法はできるが、運動療法はできない」という患者もいれば、「運動は頑張れるが、食事制限はしたくない」とか「食事制限したくないから運動を頑張る」とか言う患者もいて、期待どおりの効果を上げられないケースが多い。食事療法と運動療法のいずれも重要であることは理解されているが、両立させるのは容易なことではないのである。

　筆者らは、どちらか一方の自己管理行動を実施するのと、食事療法と運動療法の両方の自己管理行動を実施・継続するのとでは血糖コントロールにどのような違いを生じるのかを調べた[14]。1施設ではあるが、初めて2型糖尿病と診断された全ての患者を対象に診断後1年間の追跡調査ができた。対象者数は少ないが、以下の3群に分類して、診断される直前(初診前)、診断直後と以後1年間のBMIとHbA_{1c}の推移を比較したものである(男女別の群分けはしていない)。

自己管理行動良好群
　食事摂取指示量(35 kcal/SBW(kg))を遵守し、かつ運動療法(1日1万歩以上)が継続できている患者

自己管理行動不良群
　食事摂取指示量を遵守せず、運動療法もできていない患者

自己管理行動中間群
　食事療法か運動療法のどちらかができている患者

BMI

　自己管理行動良好群では、初診前の平均BMI 28.5±1.9が1年後には23.9±1.4と有意に低下し、普通体重にまで改善していた。初診前に過体重であった患者も自己管理行動が良好であれば、1年後には効果がはっきりと現われていた。ほとんどの患者が同じように体重を減少させていたので、標準偏差も少なかった。

　自己管理行動不良群と中間群では有意な体重の低下はみられなかった。1年後の平均BMIは中間群が25.4±2.4、不良群が25.3±2.4で、過体重のまま経過していた。とくに不良群においては、初診前のBMIが23.3±7.1と普通体重であったにもかかわらず、1年後のBMIは25.3±2.4で増加傾向にさえあった。

　BMIの増加はインスリン抵抗性を高めるため、糖尿病患者は体重のコントロールが重要である。

　自己管理行動不良群の摂取量は初診前60.0±5.0 kcal/SBW(kg)、初診直後50.7±6.4 kcal/SBW(kg)、初診1年後は51.7±6.0 kcal/SBW(kg)であった。良好群に比べるとす

べての時期で有意に上回っていた。身体活動量が少ない患者への食事摂取量の指示は25〜30 kcal/SBW(kg)を基準に考えることが妥当であると考えられているが、食事摂取量が多く身体活動量が少ない自己管理行動不良群は、指示摂取量の約2倍を継続して摂取していることになる。その結果、薬物治療の開始による効果によってHbA$_{1c}$の低下はみられるが、糖代謝の改善により過剰なエネルギーの脂肪細胞への取り込みが促進され、体重の増加につながったと考えられる。

BMIは22が標準値とされている。25を超えると肥満に伴う健康障害を合併しやすく、とくに耐糖能異常をきたしやすい[15,16]。自己管理行動不良な患者の支援においては、食事摂取量が「極めて多い」ことと、身体活動量による消費エネルギー量が少ないことが体重増加に関連していることを伝える必要がある。食事摂取量について自覚を促すには、他の人と比べてどの程度多いのかを具体的に示していくのがよい。

> 食事摂取指示量を遵守し、1日1万歩以上の歩数を確保している患者は、普通体重(BMI25未満)を達成できる。

HbA$_{1c}$

図5-2は、自己管理行動良好群、中間群、不良群の初診時、初診後3か月、6か月、1年のHbA$_{1c}$の推移である(データは2012年以前にとられたものなのでHbA$_{1c}$はすべてJDS値であり、NJSP値とは異なる)

初診時のHbA$_{1c}$の平均値は良好群で9.4±0.9%、不良群で9.2±0.5%と近似値であっ

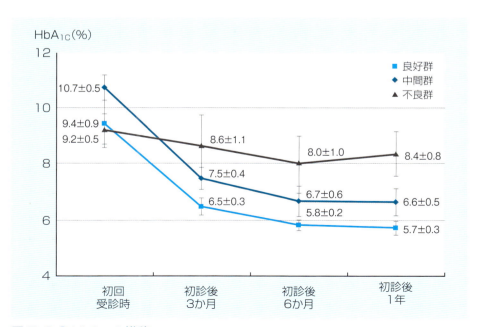

図5-2 ● HbA$_{1c}$の推移

た。それが、初診後3か月、6か月、1年と経つにしがって差が広がり、6か月後、1年後では有意差が認められた。薬物治療の効果が出現したと考えられる初診後3か月の値は全群とも低下しているが、不良群の低下はわずかである。しかも、6か月後から1年後にかけては上昇傾向を示している。

HbA$_{1c}$は6.5％未満で合併症の出現が少なく、7.0％を超えると合併症のリスクが増えるとされている。糖尿病治療において自己管理行動が重要なことは明らかであり、既にそれを裏づける多くの研究がある。筆者らの結果も同様で、食事療法と運動療法の両方の自己管理行動を継続することがHbA$_{1c}$の改善に極めて重要であることを歴然と示している。

> **HbA$_{1c}$の改善効果を高めるためには、食事療法と運動療法の併用が必要である。**

7　塩分制限の効果

糖尿病患者にとって血糖コントロール、すなわちHbA$_{1c}$の数値は自己管理行動の評価指標として重要である。患者は、HbA$_{1c}$の良否について常に注視している。患者にとって、受診日にHbA$_{1c}$の数値を医師から聞くことが、前回の受診から今回の受診までの自己管理についての評価と受け止めていて、何が血糖を高めたのか？　何が血糖を下げることにつながったのか？　を考える。

そこで、HbA$_{1c}$に着目して、患者をHbA$_{1c}$ **7.0％以上群**とHbA$_{1c}$ **7.0％未満群**とに2分して、食事に関する自己管理行動との関連を検討した[6]。その結果、

男性では、HbA$_{1c}$ 7.0％未満群は7.0％以上群に比べて「外的誘惑を避ける」行動の実施率が高いことが明らかになった。また、「バランスよく美味しく食べる工夫」が脂質摂取量の減少に関連し、「食べないで我慢する」行動が炭水化物摂取量の減少に関連していた。HbA$_{1c}$ 7.0％以上群において総摂取量の減少に関連していたのは、「摂取量を決めて食べる」「塩分の制限」であった。そして、摂取量の増加に関連していたのは「無意識的に食べてしまう」行動であった。

女性では、HbA$_{1c}$ 7.0％未満群は7.0％以上群に比べて「塩分の制限」の実施率が高かった。そして、その実施率と食事摂取量が強く関連していた。すなわち、7.0％以上群では「塩分制限」の実施率が低く、食事摂取量は多かった。とくに、肥満（BMI 25以上）の女性患者において、「塩分制限」の実施率と総摂取量および炭水化物、脂質、蛋白質の3代栄養素すべての摂取量との間には強い逆相関関係があることがわかった。これは、「塩分の制限」を推奨することが食事摂取量の減少につながることを示唆する興味深い結果である。

塩分制限は高血圧の予防だけではなく、飲酒制限やカロリー摂取制限につながる。塩分の濃い食品を食べると米飯の摂取量が増え、食べ過ぎる危険性があることは日常

的に経験することであろう。

> 塩分制限の実施は食事摂取量の減少につながる。
> （とくに肥満の女性患者において）

　一般的に，女性患者は食事療法を継続するための自己管理行動の実施率が高いようである。美しくありたいとダイエットに挑戦した経験が男性より多いためかもしれない。しかしながら，女性は食欲求の誘惑に対して「無意識的に食べてしまう」「他の価値感を優先して食べる」といった一時的な逸脱行動によって摂取量を増加させていることはすでに述べてきたとおりである。食べ過ぎてはいけないと考えることがさらに食欲求を高めてしまう可能性があることにもふれた。そうしたことを考えると，肥満傾向にあり食欲求の強い女性患者への支援においては，食事量の制限に直接焦点をあてるのではなく，「食べることを制限するのは辛いですから，食べる量を減らすことばかりを意識しないで，塩分を少し減らすための工夫をしましょう」といった提案によって，間接的に食事摂取量の減少につなげるのが効果的かもしれない。

● 文献

1) Date C, Yamaguchi M, Tanaka H (1996)：Development of a food frequency questionnaire in Japan, J Epidemiol, 6 (3 Suppl.)：S131-S136
2) 厚生労働省社会・援護局障害保健福祉部長通知 (2005), 厚生労働省：日本人の食事摂取基準，付録，第一出版
3) Nishigaki M, et al. (2008)：Preventive behavior in adult offspring of type 2 diabetic patients and its relationship with parental advice, Diabetic Medicine, 25 (11)：1343-13486
4) 川合伸幸 (1996)：相反過程理論からみた食物の好みの形成．中島義明，今田純雄編：たべる；食行動の心理学 (人間行動学講座，第2巻)，186-198，朝倉書店
5) 青柳道子 (2010)：自己効力感．野川道子編：看護実践に活かす中範囲理論，282-299，メヂカルフレンド社
6) 多留ちえみ，中渡瀬友里，傳秋光，宮脇郁子，他 (2008)：2型糖尿病患者の臨床背景別の食事自己管理行動の実施状況における特徴．糖尿病，51，125-138
7) Taru C, Tsutou A, Miyawaki I, et al. (2008)：Gender differences of dietary self-management behavior affecting control indices in typeⅡdiabetes, Kobe J Med Sci, 54 (2), E82-96
8) 坂野雄二 (1989)：一般性セルフ・エフィカシー尺度の妥当性の検討．早稲田大学人間科学研究，2 (1)：91-98
9) 宗像恒次 (1990)：行動科学からみた健康と病気．20-21，メヂカルフレンド社
10) Sato E, et al. (2004)：Development of a diabetes diet-related quality-of-life scale, Diabetes Care, 27 (6)：1271-1275
11) 宮脇郁子 (1999)：心筋梗塞患者の冠危険因子是正に影響する食行動に関する研究．お茶の水医学雑誌．47 (3, 4)：103-116
12) Wing RR, et al. (1994)：Caloric restriction per se is a significant factor in improvements in glycemic control and insulin sensitivity during weight loss in obese NIDDM patients, Diabetes Care, 17, 30-36,
13) Di Loreto C, et al. (2005)：Make your diabetic patients walk；Long-term impact of different amounts of physical activity on type 2 diabetes. Diabetes Care, 28, 1295-1302,
14) 多留ちえみ，齋藤初音，岩井千恵，中島千明，白石禎子，宮脇郁子 (2008)：2型糖尿病患者の初診後

1年間の自己管理行動実施状況とコントロール指標の推移, 神大院保健紀要, 24, 91-101
15) 日本肥満学会編集員会(2005): 肥満・肥満症の指導マニュアル, 第2版. 1-11, 医歯薬出版
16) 懸潤, 滝沢英毅(2003): 肥満, 島本和明編: インスリン抵抗性と生活習慣病, 128-135, 診断と治療社

第6章 患者教育
慢性看護学における基本概念

1 食事療法の困難性
2 disease と illness
3 療養支援における患者教育の本質
4 適　応
5 適応を妨げているもの
6 質問のスキル
7 患者の考えを聞く　行動には必ず意味がある
8 スティグマ stigma
9 リフレクション　看護師自身の成長を可能にするもの

　糖尿病はインスリン作用不足によりもたらされた慢性高血糖を主徴とする。さまざまな遺伝的素因に種々の環境因子が作用して発生し、その病態は多様である[1]。

糖尿病の診断基準
血糖値——空腹時：126 mg/dl 以上
　　　　　75 g 糖負荷試験（OGTT）2 時間値：200 mg/dl 以上、随時：200 mg/dl 以上のいずれか
HbA_{1C}——国際標準値（NGSP 値）6.5％以上

　明らかに糖代謝に異常が認められる病態であるが、初期では無症状である場合が多

い。そのため、

- 「糖尿病」と診断されてもすぐには受け入れられない患者
- 治療を中断しても症状がないことから、治療を中断する患者
- 内服薬だけは継続するが日常生活の中に必要な療養行動を組み込むことが困難で、十分な血糖コントロールが得られない患者

も多い。糖尿病は完全に治癒することはなく、放置すると網膜症、腎症、神経障害などの合併症を引き起こす。末期には失明や、腎不全による透析治療が必要となることや、脳梗塞や虚血性心疾患などの重篤な病態を引き起こすことが知られている。医療者はそれを知っていて、脅威的な病態への進展を予防することが極めて重要だと考えており、患者教育に躍起になる。しかし、それが上手くいくとは限らない。上記の患者のように治療に不可欠な療養に適応できない患者が多いのである。そして、教育入院という手段がとられる。患者が推奨されている自己管理行動ができるようにと考え、医師、栄養士、薬剤師、看護師がさまざまな視点から、療養行動の実施に必要と思われる知識の提供と生活行動を修正するための指導を行なっている。それでも、患者が自らをコントロールして効果的な療養生活を送るようになることは困難なことに変わりはない。人間がそれまで身につけていた行動を変えるのは容易なことではないのである。

今は患者自身が病気について調べたいと思えば、多くの情報を簡単に得ることが可能な時代である。患者の行動変容を妨げているのは知識の不足だと医療者が考えていると、患者のほうは「それは知っている」と受けとめられるだけで、指導は空回りに終わる可能性がある。その認識は看護師においてはとくに重要である。看護師が行なうべきことは知識の提供だけではない。慢性病の専門的な看護として行なうべき独自の療養支援の方法を持つ必要があると考える。

1 食事療法の困難性

筆者は、病態が悪くなっていく患者に療養行動を行なうことの必要性を一生懸命伝えても行動がまったく改善されなかったとき、「この人はできない患者だ」と思うことがあった。同時に、合併症が進行し悪化していく患者をみて自らの無力感を強く感じてもいた。そのようななかで、「これだけはしてください」と必要性を強調することに躍起になって、患者の気持ちを理解しようとする余裕はなかった。「なぜ、自分の病気なのに何もしないの？」と怒りを覚えることさえあった。しかし、徐々に「できないのはなぜなのか？」という疑問に変わり、「患者は病気のことが気になっていないはずはない。それなのにできない理由は何なのだろう？」と考えるようになった。そして、患者自身のことをもっと知りたいという気持ちがわいてきた。

糖尿病の自己管理で重要なのは、食事療法、運動療法、薬物治療である。薬物治療

に関しては、定期的に受診している患者の多くは、飲み忘れがあったとしても「薬だけは飲むようにしています」と言う。食事療法や運動療法が十分には実行できていない不安があるからなのか、薬を飲むことは守ろうとしているようである。問題は日常生活に伴う食事や運動の自己管理行動にある。

人の食事行動とはどのようなものであろうか。そして、どんな時に食べ過ぎるのであろうか。食事は1日3回365日繰り返されている。食事のことを意識して食べることもあれば、習慣的に何も意識することなく席について食べていることもある。

運動のほうは、日常生活での取り入れ方は人によって異なる。体を動かすことが好きな人もいれば嫌いな人もいる。肉体労働か事務労働か、従事している仕事の質にも関係する。それを自覚すれば、運動療法の必要の目安や目標が立つ。患者にとって問題は運動するための時間が取れるかどうかである。運動する習慣がない人は、新たに運動を「行なう」よう意識的に努力すればよいのである（運動は、合併症などがない限り意識して減らす必要はない）。

それに対して、食事については「食べない」ことが最大の努力目標になる。マイナス行動である「節制」は、プラス行動を意識する運動療法のように単純ではなく、その努力や実行にはさまざまな心理的負担を伴うものと考えられる。食事の習慣は生育歴とともに身についたもので、その量や栄養成分についてとくに意識することなく、空腹を満たすために食べているのが普通である。習慣は無意識的な行動であることが多く、意識的にコントロールするのはむずかしい。好き嫌いも同様で、簡単に変えられるものではない。しかし食事療法を指示された患者は、習慣的な日常生活行動の最たるものである食事について意識して節制に努めなければならないのである。

食事療法を継続するということは、食事をする際に常に意識することを要求されるということである。意識するということは「…ねばならない」という行動となるので、心理的負担がかかる。食事療法が上手くできていない患者であっても、おそらく、食事を意識して食べているということ自体に変わりはないであろう。そう考えると、食事療法を指示され、常にそれを意識して食べているというそのこと自体が、彼らにとっては非常に辛い経験なのだということがわかる。

そのように思い至った筆者は、医療者はまず、患者は辛い経験を余儀なくされているということを意識して関わることが重要であると考えるようになった。看護師は何よりも患者の辛さに寄り添う支援者にならなければならない。

2　disease と illness

糖尿病は慢性の病い（chronic illness）であり、長期にわたる療養生活を余儀なくされる。しばしば病気であることが個人のアイデンティティの一部となる。ここで、慢性病においては疾患（disease）と病気（illness）という用語を区別して用いる必要があることを説明しておきたい。

疾患（disease）は、人体の構造と機能の変化をとらえる生物医学的モデルを基盤とし

た、医療(治療)者の視点でとらえられた事柄に関わる。一方、病気(illness)は、疾患の症状や苦しみに伴う人間の体験であり、個人と家族が疾患をどのように感じているか、それと共にどのように生き、そしてその生活をどのように受け止めているかに関わる[2]。慢性疾患は生物医学的に分析され定義(診断)されるが、患者はそれを「病気」として体験するのである。そして、慢性の病いはその人の人生経験と重なる。患者は病気と共に自らの人生を生きるのである。したがって、慢性病の看護とは「病気と共に生きることへの支援」である。

人はそれぞれである。それゆえ、同じ疾患でも病気体験は一様ではない。病気が個人に与える影響もさまざまである。耐えることができる人もいれば、耐えることのできない人もいる。われわれ看護師は、患者の助けになりたいと思っている。すなわち患者中心の看護ということであるが、そのためには患者を知る必要がある。患者を知るということは、急性期の対処とは違い、彼らの背景にある生活史を理解することによって可能となる、個性的な全体像へのアプローチである。

3 療養支援における患者教育の本質

看護師が行なう慢性疾患患者への療養支援は、患者が自らのセルフケア能力を発見し、持てる力を発揮できるようになること、そして、自らが望む方向を見いだし、目標を持って進むことができるようになることを目指している。療養生活における意思決定の主体は患者本人なのである。それは、当たり前のように聞こえるかもしれないが、困難な状況を主体的に受け止め、意思決定することは容易なことではない。そのためには客観的に冷静に自己と対峙する必要がある。そのなかで自ら気づいたことを自らの言葉で明確に表現できることが重要である。患者がそこに至るプロセスを保証するのが「患者教育」でなければならない。医療者が専門的知識を提供することが教育の本質ではない。患者がその知識を活かせるようになることを目指してダイナミックに展開するプロセスが患者教育の本質である。

多くの患者は、初回受診に至るまでにもさまざまな体験をしており、その体験から発生したさまざまな感情を抱いている。筆者の経験では、そのような感情を自分で整理できないまま苦しい思いをしている患者がとても多い。彼らにとって「あなたは病気です」と宣告されることは受け入れがたい事実なのである。これまでの日常生活に治療のために自己管理行動を取り入れるには覚悟がいるし、実際、いつ終わるという期限もないことを継続するのは容易なことではない。医療者は医学的知識にもとづいて「これだけは伝えなくてはいけない」「これだけは守ってもらわなければいけない」との見解を伝え、悪化を予防するために必要な療法を指導という形で伝授する。もちろんそれは重要な役割であり責務である。しかし、患者の心の準備状態を考慮しなければ、指導するほうが思っているようには効果を発揮しない。患者が感情的になっていたり、他の心配事に心が奪われていたりして上の空だったら、指導内容はほとんど伝わらないであろう。それらを考慮することなく進めるなら、いくらよい指導内容で

も無駄に終わる。

患者に寄り添う看護師はとくに、そうした事態を敏感に感じ取れるはずである。慢性看護としてもっとも重要な視点は、「指導」以前に、患者教育のプロセスにどう導くかということである。

4　適応

人は、社会的な役割や任務を果たしながら他者との相互作用の中で自己を形成し、各々がその人なりの生活世界を生きている。そして、誰しもが心身の健康が維持されることを願っている。病気があることは知っている。さらに言えば、いつかは死を迎えることも知っている。しかし、自分が病気になることを予期してそれに備えているという人は極めて少ない。

糖尿病は苦痛症状が現われないことが多く、「たかが糖尿病」と言う人もいる。されど、糖尿病と診断されて平気でいられる人はいない。「ついに来てしまったか」「まさか、自分がなるとは…」など、反応はさまざまであるが、自分が「健康ではなくなった」ことに落胆を感じる。そして、

- 受診のための時間を確保しなくてはいけない。
- 定期的な受診となると時間調整が必要になる。周囲の人にも認めてもらわないといけない。
- 過食しない努力が必要になる。一緒に食事に出かけても、今までのようには楽しめないかもしれない。
- 薬を飲まないといけないかもしれない。
- 食事を勧められたとき、失礼にならないで断わるにはどのように言ったらいいか。
- 病気を気づかれたくないが、今までよく食べていただけに、食べないと「どうしたの？」と気にされるだろう。
- 病気の程度はどのくらい悪いのか？　合併症は、いつ、どのように起こるのだろう。
- 糖尿病を人はどう思っているのだろう。
- よく食べていたから、人には自業自得と思われてしまうかもしれない。
- 医療者から禁止されたり、注意事項をいろいろ聞かされたりするのだろう。
- 医療者の言うことには逆らえない。

等々、考えると気が重いことばかりである。自己管理行動の必要を説かれても、不愉快な感情を抱いたままでは、前向きに受け止めて考える余裕はない。感情を整理するには時間が要る。混乱しないほうが不思議である。

適応のプロセス

病気の診断を受けた時、多くの人は自分の体の異常を突き付けられて脅威を感じ

る。これまで生活の中で培ってきた大切なものが壊れるのではないかという不安に襲われる。医学的な知識を得て、自らの状態を客観的に知ることができたとしても、何を優先しどう行動すべきか、迷いなく適切な判断を下せる人は少ない。病気は、これまで当たり前のように維持してきた生活を脅かす。

急性疾患であれば、一時的な生活の中断を受け入れて治療に専念する決断もつきやすい。治療後はリハビリに励み社会復帰をめざすという目標を見いだすことで、具体的に頑張るべき課題も定まるであろう。しかし、慢性病の場合、治療の終わりが見えない。となると、治療による生活の変化は一時的なものではありえない。慢性病の患者は治療を継続しなければならず、生活が元どおりに「復帰」することを望むのでなく、これからは自分の病気と共に生きていかなければならないのである。言いかえれば、病気を受け入れて、生活をそれに合わせて（悪化させないように）変える必要があるということである。

そうした状況にあることを認識できてはじめて、治療に必要な自己管理行動を組み入れた新しい生活パターンの構築という目ざすべき方向性が明らかになる。もちろん慣れ親しんだ生活行動を変えるのは容易なことではなく、患者はさまざまな課題に直面し、試行錯誤を繰り返しながら、対処能力を養っていくのである。患者が慢性疾患と折り合いを付け、自分なりに納得できる新たな生活世界を形成していくことが、患者にとって身体的、精神的、社会的に最良の結果を手に入れることになるのである。このプロセスは慢性疾患患者の適応のプロセス（adaptation process）と言われている[3]。看護師による療養支援における基本姿勢は、それに付きあうこと、すなわち方向性を共有して寄り添うことである。そうして、患者が適応のプロセスをうまく経ることできるよう助けるのが看護師の役割である。

背景要因

図6-1は適応の概念モデルである。それぞれ固有の「背景要因」を持った個人が、自らの状況を「認識」し、「適応課題」を自覚し、それに対する「対処能力」を発揮して妥当な「結果」を得て適応する、という構造を示している。

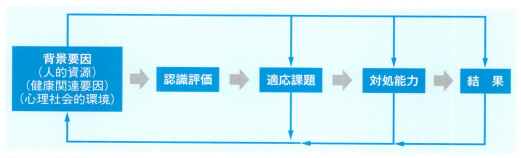

図6-1 ● 慢性疾患患者における適応の構造

Chronic Illness Impact and Intervention. 8th Edition, p82 Figure 4-1；Concept Model of the Determinants of Health-Related Outcomes of Chronic Illness and Disability. をもとに筆者作成。

背景要因として個人の人的資源、健康関連要因、心理社会的環境要因をあげているが、具体的には人によってさまざまで、また、それらは複雑に関係し合っている。

　人的資源には、個人が持つさまざまな能力や、社会生活の中で培ってきた能力や生き方、価値観などすべてが含まれる。例えば、食べ歩きを楽しみにしていた人、接待の席で一緒に食事をして商談をまとめることが重要であると考えている人、健康だけが取り柄だと自慢していた人には、食事療法の実践は大問題となる。

　健康関連要因は、病気の発症に影響した経験、あるいは病気自体がもたらした身体的な変化など、健康状態に関係する事項である。例えば、食べ過ぎであると思いながらも行動修正ができなかった、何回もダイエットを試みてきたが成功しなかったなど失敗体験を重ねてきた人と、普通体重が維持できており健康に気を使ってきたにもかかわらず糖尿病と診断された人とでは、診断の受け入れ方が異なるであろう。また、網膜症や心疾患などの合併症の発症により糖尿病があることを指摘された患者と、健康診断で血糖値が高いことを指摘された患者とでも病気の受け止め方は異なる。治療中の血糖コントロール状況や自己管理行動の自己評価もこれに含まれる。

　心理社会的環境要因は、家族や地域、職場での立場や人間関係に関わる事項である。医療者との人間関係もこれにあたる。健康人とは違うという辛さは、人間関係の変化によって感じさせられることが多い。夫婦で食べ歩きをすることが楽しみであった妻が患者になって、夫から「もう、君とは食べ歩きはできないね」と言われ、夫は食べ歩きする相手を新たに作ってしまったというケースもある。このことは、彼女の糖尿病への適応を困難にしている要因と考えられた。ある会社員は「定期的に受診し健康保険を使うことは会社にとってはマイナスの人間ですよ。肩たたきされないためには、それを払拭する働きをしなければなりません。今以上に努力するしかないです」とつぶやいた。ある主婦は「看護師さんに『病気のことは打ち明けたほうがいい』と言われたので、近所の主婦仲間に伝えたところ、『あの人、糖尿病だから食事会には声をかけないようにしましょう』ということになったらしくて、仲間外れにされてしまって本当に辛かった」と語った。また、糖尿病は「生活習慣病」とされているので、「あなたの生活習慣が悪い」と言わんばかりの指摘をされて辛い思いをしたということを多くの患者が語っている。こうした経験は、個人の価値観や自己の尊厳に影響を及ぼし、次の「認識」に関わる。

認識（評価）と適応課題

　これらの背景要因を背負った患者が、病態の変化に応じて糖尿病と診断されることで自分の病気として認識するが、適応という観点でとらえたとき重要になってくるのは、医学的な病態（disease）よりも、病気に伴う経験（illness）のほうである。背景要因がさまざまであれば、患者の受け止め方もさまざまである。診断を下されて病気であると認めることは辛い経験である。辛い気持ちはその患者に特別なことではない。その患者が適応に向かうために目を向けるべきは、辛さの感情ではなく、その元になっていることのほうである。自分はどんな具体的な事実に対して辛いと思うのか？　そ

う内省し、自己評価することである(このことは、第2章でLeventhalのCommon Sense Model(CSM)を紹介しながら述べた)。

　支援者はそうした患者にとっての事実を尋ね、患者に自分自身の言葉で語ってもらう。人は聞き手を得て語り始める。語っていくなかで、患者は自らの矛盾や誤解に気づくかもしれない。それが患者を必要以上に苦しい状況に追い込んでいた可能性がある。そういう認識を患者とともに確認することの重要性については、すでに第2章で具象的アプローチとして詳しく述べた。

　状況を具象化することにより、何が現在の状況に影響しているのかを患者自身が的確に把握し、自分が立ち向かうべき状況として再認識できたとき、はじめて自己統制の可能性がひらける。感情的なとらわれから解放されて、自分にとって何が重要であるかが見えてくるのである。例えば、「私は、これまで糖尿病とは食べ過ぎの病気と思っていた。自分は食事にも気をつけていたから大丈夫と思っていたのに、糖尿病になった。私の場合、食生活が悪かったせいで糖尿病になったのではないということを認めてほしかった。そういう私を理解してほしかった。理解してくれない医療者と話をするのが嫌だったのだ」と、自分の否定的な感情の原因を自分で見いだせたことの意味は大きい。そう認識できたことで、自分にとっての「適応課題」が見えてくる。適応課題が明確になれば、それに対する対処も考えていくことができる。

対処能力

　患者は適応課題が明確になると、自らの背景要因との関連を振り返ることが可能となる。それによって、自分に合った効率のよい対処方法を考えることも可能になる。例えば、今まで家族や友人などには頼れないと思っていた人は、彼らの力を借りるとうまくいくのではないかと発想を変えることで、ソーシャルサポートをうまく活用できるようになるであろう。こうした経験によって対処能力が養われ、やがて患者が自ら適応のプロセスを進めていけるようになる。そうなれば、医療者の支援は、患者が求めることへの対応だけでよくなる。

　患者は、さまざまな課題に向き合い対処するなかで、自分でできること、できないことをわきまえるようになる。そして、病状の程度や、周囲の人の手助けがどの程度期待できるかなどを冷静に評価し、その条件の中でもっともよいと考えられる生活を想起し、最善を目ざす。現実的な努力目標を自分で考え、自己決定し、それを自分の言葉で表明できる。それが慢性病とともに生きる患者の適応した姿である。

5　適応を妨げているもの

　患者の中には療養生活への適応課題を成し遂げるのに多くの時間を必要としない人もいる。彼らは状況を正しく認識し、療養生活を自分の生き方として取り入れ、新たな生活の再構築へと向かう。しかし、適応課題を明確にすることができず、療養を続

けることの辛さに押しつぶされる、あるいは、その辛さから逃げることで病状を悪化させてしまう人もいる。彼らは適応を可能にする自己を見失っており、辛い感情だけに支配されてしまっている。看護師はそんな患者を見過ごしてはならない。彼らには支援が必要なのである。

　医療者は、必要な知識を提供し指導するだけで行動を修正し、うまく自己管理行動を継続できる患者に出会うと、指導の有効性を実感することができ、専門家としての自己評価を高め、満足感も得られる。一方、「これだけ説明しているのに…できない」患者に対しては、無力感を味わうことになり、「だめな患者」という否定的な感情を抱くようになる。それでは事態は膠着して、治療は進まない。事態を打開するためには、何が患者を「だめ」な状態にしてしまっているのかが見えるようになる必要がある。以下は、筆者が経験した事例である。

事例●知識があり自己効力感も高く「やろうと思えばできる」と豪語しているが、血糖コントロール不良の患者

　この患者は、有能な会社員であることを自負しており、知識レベルが高かった。それなのに、食事療法も運動療法もできない患者であった。一般性自己効力感尺度は満点で、患者も「自分がやろうと思ったことは自分でできます」と豪語していた。にもかかわらず、いっこうに血糖を良好にコントロールできない患者であった。外来で数回会っており、筆者の研究には興味を示され研究協力が得られたので、話す機会を持つことができた。

　あらかじめ「なぜ、あなたのような方が血糖コントロールをしようとされないのか疑問である」と伝えていた。それに対して彼は「自分は人から指図されるのが嫌いです。医師や看護師は私に指図するだけだから、聞きたくない」と言った。私は「人が指図する前に、今の血糖のコントロール状況（HbA_{1c}）について、あなた自身はどのように思っていますか？　エリートのあなたがこの値を理解できないとは思えないのですが。あなた自身はどうしたいのですか？」と尋ねた。すると、「わかっていますよ。心配しています。でも、できないのです」と答えた。さらに「医師や看護師から、頭ごなしにあんたは食べ過ぎたんだから、みたいな……上から目線でえらそうに言われてカチンときました。自分でできることはしますけど、看護師や栄養士の通りいっぺんの話は聞く気がありません。今は必要な知識はいくらでも自分で探せますよ。僕もエリートで来ましたから、あんな物の言い方しかできない奴の話を聞く気にはなれません」と付け加えた。

　彼に対して主治医は「コントロールができない。わかっていないとは思わないが…」という見方をしていた。私は、医師に「この患者とゆっくり話をしてほしい。この患者は納得されれば実施できる患者だと思う」と伝えた。

　数週間後、患者から「先日、ゆっくりと医師と話すことができました。先生は、私の話を聞いてくれました。ちょっとモヤモヤが晴れました」と、嬉しそうに声をかけてきた。私は「それはよかったですね。医師とゆっくり話をして、これまでと何が違

いましたか？ どうしてモヤモヤが晴れたのですか？」と尋ねた。患者は「ゆっくりと時間を取ってもらったからでしょうか？ とにかくよく話を聞いてもらいました。医師は私のことを少しは考えているようだと思いました」と話した。私「それはよかったですね。医師はあなたのことを考えていないと思っていたのですか？ それがわかったから、すっきりしたのですか？」に対して、彼はしばらく沈黙した後、「私は自分自身のプライドと戦っていたのかもしれません」とつぶやいた。私は「そうでしたか？ それは辛かったですね」と応えた。患者「僕はね、エリート街道を歩いてきたという自負があり、糖尿病という診断によって、何か、これまでの人生が終わったような大きな敗北感を味わっていたのだと思います」。そのショックから立ち上がれない状況の中で医師や看護師に自己管理行動を行なうよう説明されて、「えらそうに言うな。こんなに辛いときに、お前らは私に指示するのか？」と感じたとのことであった。

　これまでの人生でいつも社会的に優位な立場にいた患者が、敗北感という辛い感情と戦っているときに、自己管理行動を行なうための説明を受けることは、患者にとって上から目線で指図される側の弱い自分を意識させられることになり、医療者の言葉は自尊心を踏みにじる脅威として感じられたようである。

　この場合、医療者が上から目線であったかどうかを追及しても始まらない。患者の心のありようが最大の要因なのである。彼にとって糖尿病の宣告は予想外の危機だったのであり、自己のアイデンティティを維持するために、心を閉ざして誰の言うことも聞かないという対処方法をとっていたのであった。それが彼の適応を阻害していたのである。適応阻害要因に目を向けることの重要性を考えさせられた事例である。また、それを可能にするのは患者に尋ねることであり、それに応えて患者が自らを語ることによってである、ということを改めて確認したのであった。

　表6-1に患者との会話のプロセスを再掲しておく。

　患者の状況を気にかけ、声をかけて話を聞き、アセスメントし、必要な情報は医師にも伝えることは多くの看護師が行なっていることと思う。ただ、患者のほうから看護師に「話を聞いてもらいました。よかったです」と声をかけられたとき、多くの看護師は「そうですか。よかったですね」で終わってしまっているのではないだろうか。その時に、何がよかったのか？ 何がこれまでと違ったのか？ を質問し、患者に自分自身を振り返って考えてもらう時間を意図的に持つことが重要である、と筆者は考えている。

　そして、患者が答えを見いだすまで待つ。この「待つ」ことの重要性を看護師は知っていなければならない。忙しくしている看護師は、患者から声をかけられたとき、それにゆっくりと応じる時間が取れないこともあるであろう。その時は、「すみません。今日は時間が取れないのですが、今度時間を作りますので、その内容をゆっくり聞かせてください」と伝えることである。具体的に予約するなどの手段が取れるとなおよい。

　本事例の患者は、その後、自らの状況を正視して自分で答えを見いだすことができた。そして「情けないですね。自分のことがよくわかりました。仕事人間でやってき

表6-1 ● 看護師と患者との会話-1

看護師の言動	患者の言動
＊病院の廊下ですれ違う。	「先日、ゆっくりと医師と話すことができました。先生は、私の話を聞いてくれました。ちょっとモヤモヤが晴れました。」（嬉しそうに声をかける。）
「それはよかったですね。医師とゆっくり話をして、これまでと何が違いましたか？ どうしてモヤモヤが晴れたのですか？」	
	「ゆっくりと時間を取ってもらったからでしょうか？ とにかくよく話を聞いてもらいました。医師は私のことを少しは考えているようだと思いました。」
「それはよかったですね。医師はあなたのことを考えていないと思っていたのですか？ それがわかったから、すっきりしたのですか？」	
	＊しばらく沈黙 「私は自分自身のプライドと戦っていたのかもしれません。」（つぶやくように）
「そうでしたか。それは、どのようなことでしょうか？ 自分との戦いだったとしたら、それは辛かったですね。」	
	「僕はね、エリート街道を歩いてきたという自負があり、糖尿病という診断によって、何か、これまでの人生が終わったような大きな敗北感を味わっていたのだと思います。」
＊うなずく	
	＊やや時間をおいて 「ショックから立ち上がれない状況の中で医師や看護師に自己管理行動を行なうよう説明され、『えらそうに言うな。こんなに辛いときに、お前らは私に指示するのか？』と、思いました。」
「そのように感じていらしたのですね。」（うなずいて）	
	＊しばらく沈黙 「何も聞きたくなかったのです。それを受け入れることは、負け犬になるようで…」（かすかに涙を浮かべる。） 「くだらない男でしょう？ 馬鹿な男ですよ。」
「辛い体験でしたね。」（涙腺が開くのを感じる） （ゆっくりと）「そのように感じていらしたのですね。何も理解できていませんでした。すみません。でも、辛い体験をお話しいただき、あなたと同じような体験をしている方があるかもしれないと思って…。他の患者さんへの関わりを考えていきます。あなたの体験を無駄にしないように、いま教えていただいたことを役立てていきますね。」	
	「ありがとう。そうしてほしいです。僕はもう大丈夫ですよ。見ていてください。」 ＊一瞬、覚悟を決めたような厳しい顔に変わる。次の瞬間、さわやかな笑顔になり、手を振って別れる。

て、それでしか自己を認めることができていなかったということです。これからは、できることはやります。そして、これから先の人生を考えながら、仕事だけが人生ではないと感じられるようになりました」と話された。「仕事半分とは言わないですが、ずいぶん気持ちが楽になって、最近は出勤時間を気にせず、歩いて仕事に行くようにしています」という言葉からは、日常生活の変容ぶりがうかがわれた。その後、実際スリムになった患者を何度か拝見して、筆者もうれしく思った。彼は見事に「適応」したのである。

患者がすぐに自分では答えが見つからない場合は、筆者は「ちょっと考えてみるのもよいかもしれないですね」と言って、「次回に何かあったら声をかけてください」と言うようにしている。医療者は答えを急いで求めるのではなく、患者は自分で考える力を持っているということを信じることが大切だと思う。説明はいらない。

6 　質問のスキル

患者の経験に寄り添う看護師がとるべき方法として、第2章で具象的アプローチの7つの要素について紹介した（表2-1）。そのステップ1は具象的アセスメントである。すなわち、

① 自己確認：健康問題をどのように感じているのか
② 原因：健康問題の原因は何だと思っているのか
③ 経過：健康問題の経時的な変化について
④ その後の成行き：患者が理解している短期的・長期的な問題の重大性
⑤ 治療およびそのコントロール状況：解決可能な問題と解決できない問題をどのように評価しているのか

について、患者自身の言葉で表現してもらうことが重要であることを示した。

支援者たる看護師としては、患者が誤解にさらされたり困惑した経験を振り返ることによって、うまくいっていない場合や過度な負担感となっている状況を特定し、なぜそうなっているのかを内省する機会をもつことができるように準備すること、すなわち患者が自己の状況を自ら表現でき、自発的に行動できるためのアプローチが重要なのである。

患者の具象を明らかにするためには、患者がその状況を具象化できるための言葉かけや質問のスキルが求められる。以下に、筆者が行なっている質問の仕方を紹介する。

患者との面接では、「いま、気がかりなことは何でしょうか？　もしよかったらお話しください」という質問から始める。患者が語った内容について、それはいつのことですか？　その時はどのようにされましたか？　どのような気持ちでしたか？　などと丁寧に尋ねていく。その質問に答えながら、患者自身がその状況と自分の反応について振り返ることができるように、と考えてのことである。患者は「嫌」な体験をしているかもしれないが、それを否定する（忘れる）、あるいは自己合理化するのでなく、そこに意味を見いだし、経験的な糧にできることが、現在の状況を正視して適応へと

6 質問のスキル

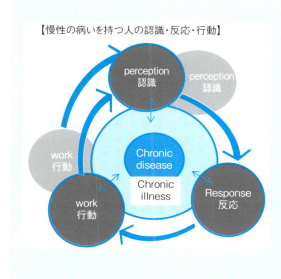

【慢性の病いを持つ人の認識・反応・行動】

Chronic illness とは、慢性疾患（chronic disease）をわずらい、慢性疾患に基づく心理社会的側面を含めた生活全体の不調を体験しながら生活している病いの経験である。左図は、chronic illness の中で、患者が、その状況や状態において、どのように認識し（perception）、反応（response）・行動（work）しているかを示したものである。

そして、慢性の病いの経験（chronic illness）を重ねながら、個の人生の行路（course）の一部となり、生活史（biograhies）を形成していく。すなわち、病いとともに生きる生活史（Illness trajectory）を形成する。ゆえに、その人らしい生活史を形成してほしいと願い、個人にとって負担の少ない病いと共に生きる生活史を形成できるよう支援したいと考えている。

これらは、LubkinIM, LarsonPD, Impact and Intervention, 4th Ed. 1998, p1-101 を熟読し、著者らの理解でその内容を図式化したものであり、著者らの思考の基盤となっている。

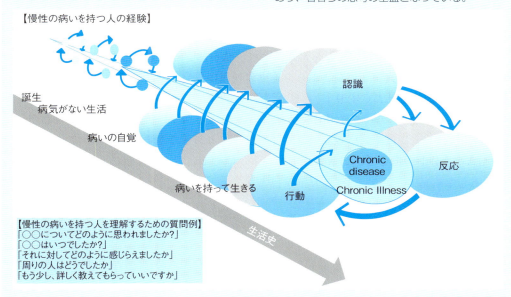

【慢性の病いを持つ人を理解するための質問例】
「○○についてどのように思われましたか？」
「○○はいつでしたか？」
「それに対してどのように感じられましたか」
「周りの人はどうでしたか」
「もう少し、詳しく教えてもらっていいですか」

この図をイメージしながら4W1Hによる質問をすることで、医療者自身が患者の経験を理解しやすい。また、患者の言葉を1つひとつ確認しながら尋ねることにより、患者自身がこれまでの経験を具象でき誤解や混乱に気づくことができる。

図6-2● 慢性の病いと共に生きる患者の生活史の形成

向かう上で重要なポイントとなる。
　4W1H——だれが（Who）、どこで（Where）、いつ（When）、何を（What）、どのように（How）——を振り返りながら、自然とその状況における自分の気持ちが話せるように質問することが重要であると考えている。患者本人がその時にどのように感じたのか

を丁寧に聞く。ここで、5Wでないことに注意していただきたい。なぜ（Why？）という質問は詰問している感じが強く、とくに辛い状況にある患者に対しては禁物と思ったほうがいい。相手を問い詰めることに益はない。とくに支援者として関わる看護師にはふさわしくない。

「その状況で、どのようなことを考えましたか？　どのように感じて、どうされたのですか？　少し詳しく教えてください」と聞くほうが、「な・ぜ・、そうしましたか？」と聞かれるより患者は話しやすいようである。問いかけは、肯定的な文をベースにした疑問形が普通である。「○○しない（できない）」こと取り上げてしまうと、理由への問いにつながりがちであるし、反省を求められているように受け取られるかもしれない。

図6-2は筆者らが作成した図式である[4]。糖尿病がいつ発症したのかも不明なまま、診断が下り、その後の患者の生活史は常に病い（illness）が日常生活の中心に存在し、その病いを切り離すことができない現状の中で、感じたり考えたりし（perception）、さまざまに反応や評価（response）をしながら、療養行動を含めた行動（work）をしていることを示したものである。認知、反応、行動が連鎖し、それを繰り返しらせん状に進むなかで生活史（biography）が形成されていくと考えられている。このモデルを想起しながら、経験の具象を明らかにし、生活史のひと駒として位置づけ、患者がこれからの生き方に活かせるようになることを目ざして質問をしている。

「その時はどのように感じられましたか？」
「その時に、周囲の方はあなたにどのようにされましたか？」
「○○（行動）をされたとき、どのように考えていたのですか？　教えてください」
「どうしてほしいと考えていましたか？」

などの聞き方が、相手には話しやすいようである。こうした問いかけは、いわゆる開かれた質問（open question）★1 の仕方である。

★1　開かれた質問

　質問には、閉ざされた質問（closed question）と開かれた質問（open question）がある。閉ざされた質問とは、相手に「はい」か「いいえ」で答えてもらう尋ね方のこと。たとえば、「あなたは珈琲が好きですか？」というように。また、「珈琲と紅茶のどちらがいいですか」も、「珈琲」か「紅茶」しか返せないので閉ざされた質問の部類である。それに対して、「あなたは、どのような飲み物が好きですか？」と質問されれば、「私はジュースが好きです」とか「日本茶が好きです」、あるいは「あったかい飲み物が好きです」「冷たいビールが好きです」などと、答え方に制限はなく、自由に話すことができる。このような尋ね方のことを開かれた質問という。相手のことがよくわかるのは、開かれた質問に対する答えに耳を傾けることのほうであると考えられる。しかし、日頃から意識して訓練していないと、答えが得やすい閉ざされた質問になることが多いようである。

7　患者の考えを聞く　行動には必ず意味がある

聞いてみなければわからない

　以下に紹介するのは、ある訪問看護師の事例である。いくら言っても、饅頭とビールが減らないということが看護師側からみた問題であった。それを聞いて筆者には「いくら言ってもダメな患者」というレッテルが貼られているように感じられたので、「その患者は、何回も注意されているのに、なぜ、饅頭を食べてビールを飲んでいるのかしら。『美味しいから？』『どうしても食べたいものなの？』と聞いてみたらどうですか」と伝えた。すると、その訪問看護師は「そんなこと聞いていいのですか？」と躊躇したので、筆者は「なぜ、看護師の言うことが聞けないのかわからないなら、患者に尋ねるしかないでしょう。教えてもらいなさい」と答えた。

　看護師は「皆が注意しているのになぜ饅頭を食べるのですか？　ビールは美味しいから飲むのですか？　教えてください」と聞いたところ、患者は「初めて、教えてって言われたわ」と嬉しそうに言ったそうである。

　患者「最近、以前と比べると食欲が減り、歯も悪くなり、でも、薬は飲んでいるから低血糖になったら怖いと思って、食べられるものを食べている。饅頭は食べやすいから…。ビールも1日に1本程度。空き瓶が溜まっているのを見て人はたくさん飲んでるように思っているかもしれないけど」と、患者の言葉で認識が語られたのである。

　そこで初めて、看護師は患者の食欲が落ちている事実を知った。患者は自分の体調を心配して、食欲を促すために行動していたということを初めて知ったのである。その後、患者は、その看護師に一日の食事内容を丁寧に話すようになったとのことである。その訪問看護師は「これまでと少し違った患者に見える」と認識を新たにしたようであった。

　看護師は目に見えている行動だけを見て患者を判断してしまいがちであるが、行動には必ず意味がある。患者の認識は患者に尋ねてみない限り、他人にはわからない。

自らの気づきが行動を変える

　もう1つ事例を紹介する。この患者は太っていて、運動は嫌い。血糖のコントロールも悪い。いつもHbA_{1c}が7.5％前後で推移していた。本人としてはすごく頑張っている。しかしHbA_{1c}が良くならない。今度こそ頑張ろうと、いつも頑張っているのに良くならない。医師にダメな患者と思われて「もう、来なくてよい」と言われるのではないかと、不安で眠れない日もある。だから、受診時は何も言えなくなる。

　筆者は、「すごく頑張っているけどHbA_{1c}が下がらない。それは辛いですね。その原因について、何か心あたりはありますか？　なんでもいいですから、気になることを教えてください」と尋ねた。すると、「3日に1回くらい、無性に食べたくなって、気づいたら、そこらにあるものを手当たり次第に食べています。それが原因だということ

はわかっています」と答えた。
　筆者「頑張りすぎた反応ですか？　我慢しすぎなのでしょうか？」
　患者「いえ、違います。癖になっているのかもしれません。自分でもわからないけど、食べてしまう日があります。」
　筆者「癖になっているのですか。その癖がなければ、"こんなに頑張っているのに、良くならない"と悩むことも減るということですか？　その癖、何とかならないでしょうかね。もったいない。あなたの頑張りを、その癖が奪ってしまっているということだとしたら、もったいない。でも、癖ってなかなか治らないものですよね。」
　そんな会話だけして別れたのであった。1年後、その患者と廊下で偶然に出合った。患者は「多留さんが言った『あなたの頑張りを、その癖が奪ってしまっているということだとしたら、もったいない』の言葉が頭から離れなくて、自分はなんてもったいないことをしていたのかと思った。これは癖なんだ。それなら止めることだってできると思ったら、暴飲暴食の癖が少しは改まったようで、食べる量も徐々に減ってきました。HbA_{1c}も今は6.5％くらいで行けています。不思議ですね。癖と言いましたが、もともと、自分はそのような食べ方をしていたのです。その習慣が捨てられなかっただけだと気づきました」と、話してくれた。

認識へのはたらきかけ

　図6-3は、この事例の行動—認識—反応の連関がどう変容したかを示したものである。彼は頑張っていることを認めてほしいと思いながらも、検査結果が良くならないことで医療者には何も言えなくなっていた。そのため最初は、研究者である筆者に頑張っていることを一生懸命伝えた。患者には検査結果が良くならない理由がわかっていた。癖という表現で、行動のコントロールが効かないことを自分で納得してしまっていた。そのことに対して、筆者は素直に「もったいない」という感想とともに自分の認識を伝えたに過ぎない。ところが、患者に筆者の認識が入ることで、患者の認識に変化が生じたのである。このことは、看護とは患者の認識にはたらきかけることであるということを示していると考える。指示するのではなく、客観的な感想を普通に患者に伝えることが、患者に自らの認識（主観的な思い込み）を相対化させ、新たに自己と対峙することを可能にするのである。

8　スティグマ stigma

"言いづらさ"の経験

　患者の経験を尋ねることはとても重要なケアであることを述べてきたが、患者にとって、それが援助的なかかわりとして受け止められるとは限らない。患者は病いについて話すことによる社会的なリスクを経験している可能性があり、わかってもらえると信じられなければ、尋ねられても素直には話せない気持ちがあるからである。

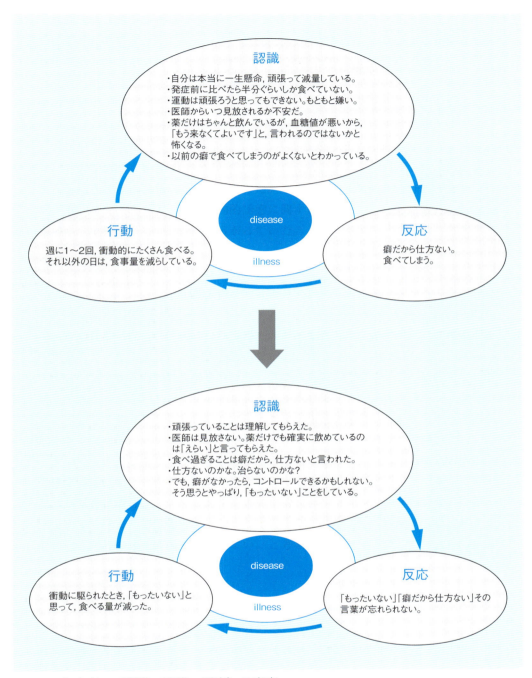

図 6-3 ● 患者の〈行動─認識─反応〉の変容

　黒江[5)]は慢性の病いを持っている患者の「言いづらさ」について述べている。それによると、病気について言えない理由として、① 慢性の病気は病気自体がわかりづらく、どのように伝えるのがよいのか "伝える言葉が見つからない"、② 周囲の人に気づかれてはいないか、逆に家族などに病気のことを話すことで心配や迷惑をかけては

いけないといった"他者への気遣い"、③病気であることを話すことで色眼鏡で見られるかもしれないといった"他者からの視線が気になる"、④病気の話をすることで生じる"他者との気まずさを避けたいと思う"、⑤病気の話をすることが"生計の基盤を失う"ことにつながることなどがあげられている。

　患者は病気のことを周囲の人に伝えようと考えていても、自分の中で整理ができていないと話すことを躊躇する。また、仕事などで今までと変わらない社会生活を送ろうとして、周囲の人に気づかれないようにしていて、自己管理行動をむずかしくしている患者もいる。病気のことを話したことで、理解のない他者から変に思われて傷ついた体験や、今までと違った扱いを受けて居場所がなくなる思いをしている患者もいる。「かわいそうに」といった同情や、「生活習慣が悪かったからでしょ」とか「食べ過ぎのせいね」などの言葉に苦しむ患者もいる。患者だけではない。ある主婦は、糖尿病の夫の食事に気を使っていることを医療関係者でもある友人に話したところ、「大丈夫よ。病気になる前に一生分を食べているのだから、減らせばいいのよ」と言われ、世間の人(医療者)はそう思っているのかとショックを受けたと言っていた。そして、「主人のことがかわいそうで、もう病気のことは絶対に人には言わないと決めた」そうである。病気が知られてキャリアが狭められ退職に至ったケースもある。

　病気のことを言う人と言わない人に分け、同病の人や苦労をしてきたと感じる人には話をするが、それ以外の人には言わないと決めたり、「言わずに済むなら言わない」ようにしていたり、みな多かれ少なかれ対処に心を煩わせているようである。"言いづらさ"の経験が積み重なっていくと、患者は徐々に孤独に陥り、語ることに恐れを感じるようになる[6]。

　このように患者が"言いづらさ"を経験する背景には、社会の人々が持つ病気に対する特定のイメージがある。それが患者に差別や偏見にさらされているような気持ちを起こさせることにつながるのである。患者が自分のことを話せるためには、まず何よりも安心して話せる場が必要である。

「糖尿病患者」であることによる疎外感

　なぜ、病気に対する特定のイメージがつくり上げられ、患者はそのことに悩まなければいけないのか。それを理解するには、心理学でスティグマ(stigma)と呼ばれている概念が役に立つ[7]。スティグマという言葉は、日本語で一般的に「烙印を押す」とか「汚名を着せる」とか表現するときの、「烙印」や「汚名」にあたる。それを受ける者にとっては「恥もしくは不信用のしるし」である。

　糖尿病と診断されることは、糖尿病でない「正常」な人々とは区別されることである。それは患者にとって不愉快な宣告であろう。完全治癒が期待できる急性病であれば、ただ一時的に病気を持っただけで、早く治して元通りになろうと考えるので、病気に対する他者の目によって人格が揺らぐことは少ないであろう。しかし、糖尿病は慢性病である。早く治療して元通りなればよいというのとは違う。これからずっと病気から解放されることはないと思うと、今までとは違う自分になるように感じるかも

しれない。そんな患者が、患者を「正常ではなくなった人物」とみる「正常」な世間一般の目に出会えば、社会的な疎外感を抱くことになる。そのとき、「糖尿病患者」はまさに汚名であり、被差別的な烙印と意識されるであろう。糖尿病の患者はこのようなスティグマを抱えていると考えられる。

　糖尿病と診断された患者は自分自身、「健康ではなくなった」と自覚し、「正常」から「逸脱」した人間なのだと思うことでアイデンティティを揺るがす。そのような心理状態にあると、通常なら笑い飛ばせるようなことであったとしても、過敏に反応して傷つくことになってしまうかもしれない。冷たい視線や蔑まれたと感じる言動、あるいは故意に無視をされていると感じるような状況において、耐え難い感情を味わっている患者が少なくない。そのようなことで心的エネルギーを消耗させていては、日常生活に自己管理行動を取り入れるために必要なパワーを維持することは困難である。

　支援者の基本的な配慮として、患者にそのような消耗をさせない気づかいが求められることを強調しておきたい。患者が"言いづらさ"を感じることなく話せることが重要である。そのためには聞き手の態度が肝心である。病気に伴う患者のこれまでの不条理な経験を「話しても大丈夫」「話すことで気持ちが楽になれる」という感情が出てくるように、ただ聴くことに徹することである。このことは、診断直後の患者との初回面接にとどまらない。何十年も糖尿病の治療を継続している患者であっても、周囲の人の言動や、日常生活におけるネガティブな感情を繰り返し経験すると、目の前の適応課題に振り回され、患者自身の対処能力を引き出すことができなくなる。実際、そういう患者が多いのである。長年にわたって「できない患者」と見なされているように感じている患者は、「自分はダメな患者だから。先生もあきらめていると思うよ」などと自嘲気味に話す。

　医療者は、患者の自己管理行動についての良否を評価することは容易であるが、それによって患者があきらめてしまったら、何のための評価であろうか？　とくに支援者たる看護師に求められるのは、自己管理行動をうまく日常生活に取り入れることができていない患者の状況を患者自身が気づき、患者本来の能力が発揮できるようなるための糸口を患者とともに探ることである。そのための評価であり、アセスメントなのである。

9　リフレクション　看護師自身の成長を可能にするもの

　現代の生活様式は多様化しており、患者の生活者としての価値観も多様化している。そのため、療養生活における患者の経験もさまざまであり、支援にあたる看護師もそれらに柔軟に対応する能力が必要とされる。田村[8]は、看護実践者にもっとも必要とされるスキルは実践過程におけるリフレクション（省察）であり、その能力を養うことが看護実践力の向上につながると述べているが、筆者も同感である。リフレクションは「経験により引き起こされた気にかかる問題に対する内的な吟味および探究の過程」であって、その結果、その人の従来のものの見方に変化をもたらし、人間的

成長を促すと考えられている[9]。

　リフレクションは現実の状況において生じた不快な感情や考えを認識することから始まる。そこで立ち止まってリフレクションすることによって、臨床現場で起こるさまざまなジレンマが見えてくる。普段はそれに気づくことなく、あるいは見ないようにして、日常的な業務として流されてしまっているかもしれない。そのほうが悩むことがなく楽だからである。悩んでいる暇などないという現実もあるだろう。しかし、悩みたくないと思い、考えないようにしていた自分自身に内省が及ぶとき、そこに自己防衛の心がはたらいていることに気づく。そして、自己防衛が現状を変える可能性の追求を抑え、ひいては自分の成長を阻害している要因であることにも気づくことができる。その気づきこそが自己成長を可能にするのである[10]。

　そのようなリフレクションを推進するには、「変わらない」と思い込んでいる意識に変化をもたらすことである。変わるはずがないと思い、変わらないと決めつけてしまうと何も変わらない。「こちらは必要な指導は行なっている」「どうせ、あの患者は自己管理ができない患者だから」では、変わらないということである。

リフレクションのチャンス

　表6-2に、ある患者と看護師の会話を示す。筆者の創作であるが、実在の患者と看護師をモデルにしていて、筆者は双方から話を聞いているので、実際例と受け取っていただいて差し支えない。

　看護師は、この患者の血糖コントロール状況は合併症が進行するかもしれない数値であると心配し、血糖コントロールのための支援を行ないたいと考えている。しかし、患者が言った「ケーキを食べた」という事実に固執してしまったようである。そして、看護師は「いつもこうなんだから」「わかっていない」「合併症が出たらどうするの」と思っている。そのことを伝えたいのであるが、患者には看護師の思いは伝わっていない。その時の言動を、このように表にして感情とともに記述してみると、状況がよく見えてくる。看護師の関心は、

- 秘書も本人もわかっていると言っているのに、食べているのはなぜ？
- 本当に理解できているのか？
- どの程度の頻度で食べているのか？

である。それに対して患者は、

- わかっていても、食べたい気持ちを抑えることがむずかしい
- たまには、例えば家族とのイベント時くらい、気にしないで食べたい

ということを伝えたかったように思われる。

　もし、「秘書の方がケーキを出してくださったとき、どのように思って食べていらっしゃいますか？」「美味しかったですか？」、（患者が「美味しかった」と言ったのに対して）「それは、よかったですね」などと看護師が声をかけたとしたら、どのような反応が返ってきたであろうか？「実は心配しながら食べています」と辛い感情が吐露されたかもしれない。「食べてしまったことは仕方ないですけど、美味しく食べた後どうしま

表 6-2 ● 患者と看護師の会話-2（定期受診時の言動/感情）

患　者	看護師
〈感情〉やっぱり、HbA₁cの値は良くなかったな。そんなに食べていないはずだけど。	〈感情〉A氏はいつもニコニコしながら、わかったふりをしているけど、HbA₁cは常に7.8％〜8.5％で推移しており、今回は8.3％で高くなっている。このままでは良くない。
「食べてはいけないと思いながらも、秘書がどうぞなんてケーキなどを出してくれると食べてしまうのですよ。」	〈感情〉また、いつも通り、秘書のせいにしている。「秘書の方には病気のことを話されていないのですか？ それから、甘いものがお好きでしたら和菓子のほうがいいですよ。」
〈感情〉それは知っているんだけどな、何回も言われているしな。「秘書にも僕が糖尿病であることは言っていますよ。そして、和菓子のほうがいいことも知っていますよ。」「秘書はよくやってくれていますよ。病気のことも理解しています。ただ、和菓子は1つ食べても満足できず、次にまた食べたくなるのですよ。お酒もやめていますから、せめてケーキくらいと思って出してくれるのです。小さいものですよ。」	〈感情〉それなのに、どうして、いつも洋菓子ばかり食べてるの・・・・秘書もどうして？〈感情〉よくないな・・・このままだと、合併症が出てしまう。〈感情〉家でも一緒かな？「おうちでもケーキは食べていらっしゃいますか。」
「家では食べないですよ。ただ、先日は孫の誕生日があったので、その時は皆で食べました。」	〈感情〉食べてるのか。よくないよ。「1か月に何回くらいケーキなどを食べられるのですか？」
「そんなには食べないよ。たまたまですよ。あなたはケーキは食べないのですか？ ダイエットなどしたことがありますか？」	〈感情〉私のことはいいのよ。私はちょっと太っていても元気なのよ。人のことより、今はあなたのことでしょう。
〈感情〉何か、悪いことを言ったかな？ 食べないで我慢する気持ちを共有したかっただけなのに。「いやいや、あなたはおきれいですけど、食べたい時に我慢される経験があるのかどうか、お聞きしたかっただけですよ。」	〈感情〉いつもこの調子。この人は合併症が出ないとわからないかもしれない。
「ありがとう。ケーキは減らしますよ。ただ、むずかしくてね。」「ありがとう。また、来月来ますよ。」	「頑張ってくださいね。」〈感情〉いつもニコニコ。だけど、あの人はわかっていない。〈感情〉私は一生懸命A氏の合併症を予防したいと思っているのに。
〈感情〉彼女にケーキの話をしたのはまずかったな。でも、たまには食べたいよね。看護師は仕事柄そう言うしかないのだろうけど、正直に言わないほうがいいかもしれないな。	

すか？」と尋ねれば、「今度はせめて○○まで、食べないで頑張ります」などと患者の意志表明が聞けたかもしれない。実際、ケーキを食べた日は患者なりに何か別の部分で努力をしていたかもしれない。そのような話が聞けることは、患者の自己認識を助け、自己管理行動を強化することにつながると筆者は考えるのである。

看護師は、秘書がケーキを出すのは秘書の知識不足か、患者が秘書に伝えていないからだと思い、どの程度の頻度で食べているかが気になった。食べるという行動にばかり着目していて、その時の認識や状況（なぜ食べるのか？　どのように思って食べているのか？）については尋ねていない。また、患者からダイエットの経験があるのかと尋ねられた時には、看護師は自分の体形のことが気になると同時に、かすかではあるが嫌悪的な感情を抱いているように思われる。そんな自分の感情の動きに気づいたときはリフレクションのチャンスである。

可能な限り具体的に記述する

陣田[11]は、看護場面の中で看護のよろこびを体験し、成長するための方法として、看護の中での忘れられない体験を、具体的に、個人の感覚や感情を含めて記述することを推奨している。何を考えていたのか？　そのような感情はどこから発生したのか？　そして、なぜそれが忘れられないのか？　自分は何を大切に考えているのか？　自分の看護の関心領域は何なのか？　今後どうしたいのか？　というふうに発展していく思考過程をありのままに記述していく。それはすなわちリフレクションのすすめである。

池西[12]は、リフレクションを看護の思考過程と非常に近いものととらえ、看護師が対人関係の中で人間として相互に成長するために極めて重要な思考過程であると位置づけている。記述の重要性についても、状況を想起し自分の感情に気づくことができると述べ、日々の看護実践の内容とその時に感じたこと、内なる感情を具体的に書き留めてみることから始めることを推奨している。

そうして記述された内容を1つの物語として客観的に振り返ることができたとき、洞察を得て、人間的な成長を遂げる。その物語に、気になったことや感じたことを追記することで洞察力は強化される。さらに、もしそこに他の出来事や考え方があればどうであったかなどと想像力をはたらかせることにより物語は発展していく。そのように可能性を追求する体験は、次の機会によりよく「変わる」ための準備になる。これまでとは違った視点でも見ることができ、さまざまな可能性が目の前にひらければ、変化自体を楽しむことができるであろう[13]。

●文献
1) 日本糖尿病学会（2013）：科学的根拠に基づく糖尿病診療ガイドライン，1-30，南江堂
2) Lubkin IM, Lasen PD（2002），黒江ゆり子訳（2007）：慢性病とは，黒江ゆり子監訳：クロニックイルネス：人と病いの新たなかかわり，第1章：3-8，医学書院

3) Laesen PD, Hummel FI (2013) : Adaptation, Lubkin IM, Larson PD edit. : Chronic Illness Impact and Intervention, 8th Edition, 75-96, Jones & Bartett Learning, Sudbury, MA
4) White N, Lubkin, IM., (1998) : Illness trajectory, Lubkin IM., Larson PD. edit. : Chronic Illness Impact and Intervention. 4th ed., 53-75, Jones & Bartett Learning, Sudbury, MA
5) 黒江ゆり子(2011):慢性の病いにおける他者への「言いづらさ」に関する看護学的省察．看護研究，44(3):227-256
6) Frank AW(1995), 鈴木智之訳(2002):傷ついた物語の語り手;身体・病い・倫理．ゆみる出版
7) Saylor C, Yoder M, Mann RJ(2002), 市橋惠子訳(2007):スティグマ，前掲書2)，第3章:43-64
8) 田村由美(2008):看護管理実践におけるリフレクションを活用する;リフレクティブなリーダーシップ．任和子編:OJTを成功に導く看護現認教育ステップアップガイド実践！;21の教育プログラム，ナーシングビジネス，冬季増刊:44-51
9) Burns S, Bulman C(2000), 田村由美，他監訳(2005):看護における反省的実践;専門的プラクティショナーの成長．ゆみる出版
10) Freshwater D, Taylor BJ, Sherwood J(2008):Generating knowledge through reflection, International Textbook of Reflective Practice in Nursing, Part 1:1-96, Blackwell Publishing Honor Society of Nursing, Singapore
11) 陣田泰子編集(2009):今，なぜ看護現場学なのか．看護現場学の方法と成果;いのちの学びのマネジメント，第1章:1-30．医学書院
12) 池西悦子，田村由美，石川雄一(2007):臨床看護師のリフレクションの要素と構造;センスメイキング理論に基づいた"マイクロモメント・タイムラインインタビュー法の活用．神大保健紀要，23:105-125
13) Tate S(2013), 多留ちえみ訳(2014):学ぶために書くこと;リフレクティブに書くこと．田村由美，他監訳:看護における反省的実践，第5版，第3章:71-123．看護の科学社

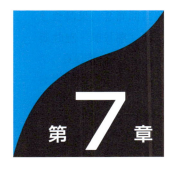

第7章 現代の食生活と生活習慣病
同時代を生きる人間としての療養支援

1 社会構造の変化と私たちの生活
2 遺伝的要因と環境的要因
3 食物と食事を取り巻く状況
4 食品に対する不信と不安　健康志向の高まりの中で
5 食を大切に　2型糖尿病の療養支援者として

　最終章では、2型糖尿病患者に療養生活の支援者としてかかわる看護師として、現代の生活環境をどう受け止めるかというテーマで考えてみたい。患者の自己管理行動は社会生活と無関係ではありえない。そしてまた、看護師も患者と同じ現代に生きている人間である。看護師は患者と同じ生活者の視点に立って考えることが重要である。現代は次々と新しいものが生みだされ、それに伴う変化は急激である。私たちは否応なく時代の流れ（生活環境の変化）に適応して生きていかなければならないと言えるが、そのことは健康に大いに影響する。かつての成人病が「生活習慣病」と呼び名を変えた背景にはそうした現代人の生活がある。現代の生活にはさまざまなリスクが潜んでいるということである。それらはもちろん療養生活にとっても障害要因である。
　健康の観点から現代の生活環境を見直す必要がある。それは、患者に対する指導や教育に関係する知識として必要であるという以前に、生活者でもある看護師自身が健康な暮らしを営む必要があるからである。以下、とくに食生活に見られる問題について、読者とともに考えていきたい。

1　社会構造の変化と私たちの生活

　人間は、社会環境や文明に影響を受け、社会生活を営む中で自分流の生活スタイルを見いだし、習慣化しながら生活している。現代社会は生活習慣病と言われている2型糖尿病の発症を促進してしまう生活環境をもたらしたことは間違いない。すなわち、豊かさや利便性が進んだことは運動不足と過食傾向の原因となっている。体を動かす第1次産業や第2次産業の就労者数は激減し、第4次産業や5次産業[★1]と言われるような職業の就労者人口が増加し、労働による身体活動量が非常に少なくなった。また、車社会や電化製品の普及による家庭生活の変化は、生活動作に必要な身体活動量を減少させ消費エネルギー量の減少につながっている。

　過食についてはどうだろうか。先進国では飢えから解放された反面、人間関係の複雑さや知的活動に伴うストレスによって過食や偏食、アルコール摂取量の増加など新たな健康問題を生んでいる。また、外食産業の隆盛、女性の社会進出による調理時間の減少、インスタント食品やレトルト食品の増加など、生活環境の変化も不健康な食事につながりやすい。最近では「貧食」と呼ばれる食事の実態もあり、事態はかなり深刻である。

2　遺伝的要因と環境的要因

　2型糖尿病は、さまざまな遺伝的要因と環境要因が相互に作用して発症する多因子疾患である。特に日本人のインスリン分泌能はもともと欧米人の半分程度であり、運動不足や肥満などによるインスリン抵抗性が高まることにより日本人は欧米人に比べて糖尿病になりやすいとされている。

　近年、肥満人口が急激に増加した。肥満は脂肪蓄積、特に腹腔内内臓脂肪が蓄積することによって、耐糖能異常、脂質代謝異常、高血圧などの危険因子とされている。脂肪細胞は、これまで単なる余剰エネルギーの貯蔵臓器であると考えられていたが、実は多彩な生理活性因子（アディポサイトカイン）を分泌する内分泌器官であり、アディポサイトカインがメタボリックシンドロームの基盤病態であるインスリン抵抗性形成に大きくかかわっていることが解明された。さらに脂肪細胞だけでなく、消化管

★1　第4次産業、第5次産業
一般に農・林・漁業を第一次産業、原材料を加工して製品化する工業やそれを組み立てる建設業などの機械中心の産業を第二次産業、第一次にも第二次にも入らない産業として小売業、運送業や対人的なサービス業などを一括して第三次産業と呼んできた（教育や医療、新聞、放送、出版も含まれる）。しかし、近年では第三次産業に従事する者が過半数を超えて増加しつつあり、第三次産業が細分化して語られるようになった。現代のコンピュータ技術を前提とした情報革命は産業構造をも変えつつあるということである。第4次産業としては情報通信やその管理にかかわるソフトウェア開発や検索サービスなどがあげられる。さらに、情報の創造が組織的な産業とみなされて、研究所や教育機関などの活動を第五次産業ととらえる考え方も生まれている。

（胃や小腸）、肝臓、骨格筋、血球系細胞（マクロファージ等）などの末梢組織からも、その存在すらわかっていなかった種々の液性因子や、代謝制御における役割がわかっていなかった因子が産生・分泌され、各々が標的とする臓器に働きかけるといった臓器組織間相互作用（Intertissue Communication）を介して生体の恒常性の維持に作用していることが明らかになっている[1]。肥満人口の増加は社会問題となり、メタボリックシンドローム（内臓脂肪症候群）という言葉が流行語にさえなった。そしてメタボ健診★2が行なわれるようになった。

　しかし、同じ肥満者でも糖尿病や高血圧を発症しない人がいる。この事実から、2型糖尿病患者の中には「なぜ、自分なのか？…他にも太っている人がたくさんいるのに。自分はそう太ってもいないし、大食いでもない」といった"不公平感"を抱いている人も少なくない。

　デビッド・バーカーらは成人病（生活習慣病）胎児期発症説（Fetal Origins of Adult Disease：FOAD）を唱えている。それによると「成人病といわれる疾患は、胎芽期、胎児期、新生児期の低栄養または過剰栄養への曝露によって、その要因の約70%がインプリントされ、出生後の生活習慣の負荷により発症する」という[2]。また、人体実験とも言われる悲しい歴史がある。それは第二次世界大戦時に、ナチスドイツがオランダに侵攻してオランダの人々が著しい低栄養状態に曝露され、多くの人々が栄養失調で亡くなった（1944年12月〜1945年4月「オランダの冬の飢餓」）。その低栄養に曝露された母親から生まれた子供たちをフォローする研究が今なお続けられており、その子供たちに脂質代謝異常や糖代謝異常の発症率が高いことが明らかになっている[3]。マウスの実験でも、妊娠後期に餌を30%減らしたマウスの仔に高脂肪食を食べさせた場合、通常のマウスに比べてβ細胞の疲弊が早いことが報告されている[4]。

　このように、糖尿病の発症については胎児期の母親の栄養状態も影響していると考えられる。そうだとすれば、看護師として、ただ目の前にいる患者だけに目を向けるのではなく、糖尿病患者を減少させるための指導や教育も合わせて視野に入れる必要があると考える。新しい知見に関心を寄せ、2型糖尿病の一次予防にも貢献していくことが重要である。

3　食物と食事を取り巻く状況

食の安全と安心

　食物が食卓に上がるまでには、生産、採集、流通、調理、加工といった多くの人間

★2　メタボ健診
生活習慣病予防のために行なわれている特定健康診査および特定保健指導のこと。生活習慣に関する質問、身体測定、脂質・血糖・肝機能の血液検査、心電図、眼底検査、貧血検査を行ない、メタボリックシンドロームの診断基準を基に、生活習慣病のリスクが2つ以上ある65歳未満の者には、積極的支援として実践的なアドバイスをすることが義務付けられている。

の関与を経ている。しかし、食物が食卓にたどり着くまでに関与した人たちの顔は食卓からは見ることができない。50年前であれば、食物の作り手や運び手の顔がすべて見えたわけではないにしろ、それらの人々の存在を現代とは比較にならないほど身近に感じていたように思う。たとえば、豆腐は豆腐屋さんでその日に作られたものを買ってきた。米屋も味噌屋も健在だった。産地と消費地は一般に今よりはずっと近かった。八百屋、魚屋、肉屋で買った食材を家で調理し、多くの家族は一緒に食卓を囲み食べていた。歯の弱いおばあちゃんや子供には、柔らかく炊いたり、小さく切るなどの工夫もしていた。食とは生きることであり、安全であることの保証があってこそ、人は食べ物を口にできる。家の食卓では、多くの人の思いやりと信頼に支えられて用意された食物を安心して食べることができる。すなわち、食するということは、"安心と安全"を食べるということであり、人は一人では生きられないということを自ずから学んでいたのではないだろうか。

人が生きていく基盤には信頼がある。もし、誰かが毒物を混入するかもしれないと思ったら食べることはできない。過剰な残留農薬、添加物、食品偽装、生産ラインにおける不正行為など、さまざまな危険にさらされている現代でも、私たちは信頼があるから食べているのである。しかし、高度に組織化された現代社会における食品加工では、人は機械の一部とならざるをえない。機械に置き換えることができないことだけを人が行なう。本来家庭の食事を支えていた愛情に変わって経済性が重視されてしまうことは否めないことである。外食産業の発展も同じである。中食（家庭内の食事である内食と、家庭外の食事である外食の中間に位置する食事。具体的には市販のお弁当やおにぎり、惣菜を購入して家で食べる食事形態）の人口が増えている[5]。その結果、調理をする人が見えなくなりつつある。調理行動の中にも安全で美味しいものを食べさせたいという家族への愛情が入る隙間がなくなりつつあるように思える。

現代社会の実態を表わす言葉として「こ食」がある。「こ」には、5つの意味合いが込められている[5]。すなわち、

① 孤食：一人で食べること
② 小食：食べる量が少ないこと
③ 個食：自分の好きなものを各々が食べること
④ 粉食：スパゲティーやパンなど粉を使った主食を好んで食べること
⑤ 固食：固定したもの（自分の好きな決まったもの）しか食べないこと

一人で、自分の好きなものを買ってきて食べるといった生活の中では、"安心と安全"を食べるという感覚は生まれてこないであろう。美味しく安全な野菜を食べてもらいたいと願って栽培された野菜、家族に美味しいものを作ってあげたいと思って調理された料理を食べるということ、それらは、多くの人の愛情を一緒に口にするということにほかならない。それに反し、「こ食」からは愛情（安心）をお腹いっぱい食べるといった満足感は得られないであろう。農薬や添加物は摂取基準内で一定の安全基準をクリアしていても、それは安全の最低限の保障でしかないのである。今日、それ以上の「安心」を求めるのは贅沢なことになってしまったようである。

食欲求のコントロール

　美味しさには、いろいろな美味しさがある。私たちは、楽しいことがあると食欲が強くなり、もっと食べたいと思うし、イライラすると自棄食いをすることもある。食行動は、ポジティブな感情状態よりもネガティブな感情状態によって喚起される傾向が強いと言われている。しかし、イライラしたり落ち着かないといった不安な心理状態によって喚起される摂食行動は、一時的な満足をもたらすにすぎず、時間の経過とともに、自己の摂食行動に対する否定的評価を伴った強い不満足感が生みだされることが多い。何を食べたかというレベルを超えて、「食べた」という行為自体を否定しようとする場合もある[6]。

　2型糖尿病患者は、「美味しいものをたくさん食べないように」摂取カロリー制限を行なっている人が多い。たとえば、空腹感（生理的要因）を感じて食べ始めても、満腹感を感じる前に決められた量に達した段階で食べ終わる（認知的要因）。すなわち、"からだで食べ始め、頭で食べ終わる"ということになり、満足感が得られない辛さと向き合うことになる。人間は「考えないように」と思えば思うほど、メンタルコントロールの反語的過程によって、逆に強く意識化されてしまい、食事療法の継続に伴う負担感が強くなるようである。それゆえ看護師が行なう療養支援においては、食事摂取量に視点を置くのではなく、患者が美味しく食べられたという気持ちを感じられるように支援することが重要であろう。2型糖尿病患者の中には家族と一緒に食事をすると食べ過ぎるからと、あえて一人で食事をする患者もいる。家族と一緒に食べることは一時的には摂取量を増やすことにつながるかもしれないが、楽しく食事をすることで、次の食欲求を抑制するためのエネルギーにすることも可能である。そうしたことを考慮に入れ、支援者としては、患者を厳しく縛るのではなく、選択肢の幅を広げるような助言ができたほうがよいであろう。患者が自ら実行可能な自己管理行動を主体的に選ぶことを支持することが重要であり、結果的にもそのほうが療養継続に効果的であると私は考える。読者はどう考えられるだろうか。

社会システムによる食行動の代行

　食行動は、採餌行動、調理行動、摂取行動、体内課程の4要素に分解できる[7]。人類は、狩猟採集時代から農耕時代にかけて、食物の入手は他者との共同作業によって、あるいは自ら得た食物と他の食物との交換によって行なわれてきた。現代においては、貨幣との交換（購入）という形で食物を入手する。つまり、採餌行動は社会システムによって代行されている。調理行動も1970年代から外部依存率が急激に増加し、社会システムによる代行が進行している。さらには、摂食行動や体内過程といった要素まで代行が進みつつあると今田[7]は述べている。

　摂食行動は、咀嚼や嚥下といった物理的作業、唾液との混合という科学的作業、さらには危険信号の検出という心理的作業をしている。私たちは、歯とあごの筋肉を用いて食物を裁断化し、同時に唾液と混ぜ合わせ、その際、小石や硬いものなど不適切

で危険な物体を取り出す能力を持っている。にもかかわらず、骨なしチキンや口当たりの良い食感の商品が発売され、ヒット商品となれば同じように食べやすい商品が多くなる。それによって、本来持っていた摂食行動における能力は低下する。

体内過程とは体内における消化、吸収、代謝など生物体としての過程である。他者が代行することは不可能であると考えられていたが、「体に脂肪がつきにくい油」や多くのダイエット目的の商品は総じてカロリーが低く、消化・吸収されにくい商品である。これらは、体内過程までもが商品が代行していると言える[8]。

とくに我が国では、この50年間、他の国に類を見ないほど食物摂取内容が変化した。我々療養支援にあたるものは、このような状況をしっかりととらえている必要がある。食事量や運動量に関係する生活習慣だけの問題ではないのである。糖尿病患者をこれ以上増やさない、できれば減少させるために何ができるのかを考えていかなければならない。

4 食品に対する不信と不安　健康志向の高まりの中で

食事は大切だということは誰でも知っている。戦後、食糧事情の悪い昭和22年(1946)の脂質摂取量は14.7gであり、エネルギーに占める割合は6.8%であった。しかし、昭和30年(1955)には脂肪の摂取量は20.3gに増え、総摂取エネルギー量の8.7%に増加した。それが昭和40年(1965)になると脂質摂取量はエネルギー量割合の14.8%、昭和50年(1975)は22.3%、昭和60年(1985)は24.5%、2000年代には26.5%に達した。47年間で3倍に増加している。国民1人当たりの摂取カロリーは、戦後の1946年に1,903 kcalであったのが1975年には2,226 kcalである。その後、インスタント食品やレトルト食品が開発され、ファーストフード店やファミリーレストランが増え、コンビニエンスストアや持ち帰りの弁当のチェーン店が急増した。その間同時に個食化や核家族化が進行した。それとともに摂取カロリーは減少しつつあるが、脂質摂取量の割合は高いままである。生活習慣病予防や女性の痩せ願望からカロリーを抑制する人口が増えたこともその一因である[9]。その結果、脂質摂取エネルギー比は基準値である25%未満を大きく逸脱しており、残念なことに今なお、糖尿病、がん、肥満、メタボリックシンドロームなどのあらゆる生活習慣病が増えている現状がある。

一方で、食品の安全性に対する不信（産地偽装や中毒事件等）から食の不安が広がっている。そして、その反動と言うべきなのか、自然食品、健康食品という言葉に弱い消費者心理が生まれて、それを衝いた商品が続々と発売され、事実売れてもいるようである。なかには過剰広告も見られ、また、「賞味期限」「産地」「遺伝子組み換え食品」の表示等、情報は増えているものの、消費者は多くの情報の渦の中で溺れてしまいそうである。多種多様な食品を前に、何を、どのように、どのくらい食べれば安全を確保できるのか、正しく判断するのは容易なことではない。療養支援者としては、患者が無駄な努力をすることなく、安全に、そして、必要な栄養素が摂取できるよう支援する必要がある。「そこまでは責任を持てない」といった声が聞こえてきそうであ

表 7-1 ● 賞味期限、消費期限、製造日・加工日

賞味期限	表示された保存方法に従って保存された場合に、その製品として期待されるすべての品質特性を十分保持しうると定められる期間（JAS 法）
消費期限	摂取可能であると期待される品質を有すると認められる期間（JAS 法）衛生上の危害が発せする恐れがないと認められる期限（食品衛生法）
製造日 加工日	その製品が製造または加工された年月日。国際的に期限表示が多いことや食品業界の要望を受けて、平成 7 年から表示義務がなくなった。

る。しかし、看護師は栄養学や医学の権威者である必要はない。むしろ、私たちは基本的には患者と同じ生活者としての視点を持つことが重要なのであって、さまざまな情報について患者とともに考えていくという姿勢で寄り添うことが重要だと考える。

賞味期限、消費期限

賞味期限や消費期限の意味は表 7-1 に示すとおりである。一般消費者向けの食品への品質表示を義務付けている JAS 法[★3]は、加工食品に原材料名や内容量などとともに「消費期限または賞味期限を表示すること」と定めているだけで、「何日間」という基準があるわけではない。つまり、個々の商品の賞味期限を決めているのはメーカーやスーパーなどの加工者である。ということは、賞味期限を短くすることで、消費者が期限を過ぎたものを食べなくなれば「無駄」に捨てられるものが増えて、その分消費量（販売量）も増えるという理屈も成り立つ。

高齢者の中には、食べものを捨てることに罪悪感をもっている人が多い。賞味期限切れにして捨てるのは「もったいない」から食べてしまうということが、過食の原因の 1 つにもなるのである。

産地の表示

中国産とみれば「危ない」と思う人が少なくない。中国製毒ギョーザ事件は記憶に新しい。中国から輸入された冷凍ホウレンソウからは基準値を超えたクロルプリポスや強い発がん性のあるエンドリンが検出された。中国産は残留農薬が高いという認識が広まるのも当然であろう。狂牛病の発生に際しては、アメリカ産牛肉の輸入が制限された。政府間交渉で規制が緩められた今でも、アメリカ産牛肉について懸念する人は少なからずいる。ブラジルやベトナムではマラリア予防のために有機塩素系殺中剤（DDT）が使用されている。また、国産なら安心と言いきれるわけでもない。農薬や化学肥料の使用ばかりでなく、遺伝子組み換え技術、環境汚染の広がりは全地球的な問

★3 JAS 法
農林物資の規格化及び品質表示の適正化に関する法律：飲食料品等が一定の品質や特別な生産方法で作られていることを保証する「JAS 規格制度（任意の制度）」と、原材料、原産地など品質に関する一定の表示を義務付ける「品質表示基準制度」から成る。

題である。さらに、2011年3月11日の福島第一原発事故による放射能汚染のことも忘れてはならない。

消費者が「産地」表示を確認にして野菜などを購入することは、健康への関心の高さであると考えられる。しかしながら、「中国産の野菜は買いません」と言っている人が、コンビニの弁当や惣菜を買って食べているのは、いささか滑稽である。加工食品には原産国を表示する義務がないことを知っているのであろうか。価格を抑えるためには、原材料すべてを国内産使用とすることはまず不可能である。それが現実である。私たちはその実態を知った上で判断し行動するしかないのである。このように、健康志向がほんとうに健康的な行動につながっているかどうかは微妙である。患者の中にも、思い違いや思い込みが見られるかもしれない。

健康食品[★4]やサプリメント[★5]

必須脂肪酸のひとつであるリノール酸はコレステロール低下作用があるとのふれこみがあったせいなのか、日本人のリノール酸の摂取量は必要摂取量を大幅に超えてしまい、生活習慣病の危険因子の1つとなっている。「過ぎたるは及ばざるがごとし」である。

企業は多くの商品を開発し、消費者の気持ちをひきつけるようなキャッチフレーズで広告、宣伝を行なう。その商品の効果に関する研究結果などを公表し、信頼性を高めようとする企業努力は大いに認めるところである。しかしながら、それらの研究結果は短期における効果についての結果であり、長期使用についてのエビデンスは十分とは言えない場合が多い。

たとえば、「100％天然、1粒でレモン50個分のビタミンCがとれます」などと言うが、抽出した成分についての計算であることをどれだけの人が理解しているだろうか。ビタミンCは重要なビタミンであるが、人類が生まれてこのかた1日に50個のレモンを食べ続けた人はいない。1日50個のレモンを食べた人が健康で長生きしたという研究結果もないはずである。このように、ほとんどの商品はその効用についてまだ十分には検討できていないと考えるほうが科学的には正しい。その意味で、健康食品は人体実験の時代なのである。また、血糖を下げる作用があるお茶なども市販され

★4　健康食品
医薬品とは違って法的な規制はない。目的に応じて栄養補助（ビタミン・ミネラル類など）、病気の予防（病気のリスクを軽減できると言われているEPAやDHAなど）、治療補助（薬に近い効果を期待するもの）に分類される。健康食品はネットワークビジネスと結びつき急成長を遂げている産業と言われている。一般に、新陳代謝を活発にする、血液を浄化する、アルカリ食品である、脂肪を燃やす、体質を改善するなどのキャッチフレーズで売り出されているが、これらの効果については未知部分が多い。

★5　サプリメント
栄養補助食品。一般にはタブレットやカプセルに特定の成分を濃縮して詰めたものをいう。正確な規定はないが、「バランスのとれた食生活が困難な場合などに、ビタミン、ミネラルなど不足しがちな栄養成分を補給したり、健康を維持するために用いられる食品」（日本大百科全書）とされる。

ている。これらの中には血糖を下げる効果のある物質が微量含まれているものもあるようだが、それを飲む人の中には内服薬ですでにその成分を摂取している場合も多く、お茶自体の効果がどれ程のものかは確かでない。

健康食品やサプリメントについては、看護師も深く考えることなく「よさそうですね」といった何気ない会話をしてしまいがちであるが、注意しなければならないのは、患者には看護師の言葉を自分に都合よく解釈し「推奨されている」と受け取ってしまう危険性があるということである。大切なことは、患者が誤解なく、健康食品を食べるか食べないかの判断をできるための情報を提供することである。不用意な発言は避けるべきである。

食品添加物

食の安全を考える会の野本[10]は、食品添加物の国内での生産量から判断すると、平均的日本人は1日約11g、1年間で約4kgの食品添加物を摂っていると指摘している。食品添加物は1,500種類もあり、添加物単品では毒性がなくても発色剤や肉・魚に含まれるアミノ酸が結合すると発がん性の高い物質に変化するものもあり、注意が必要だとも言われている。

加工の途中や加工以前の原材料に使用する添加物もあり、それらについては表示されていない。また、販売元の商品には表示がされていても、バラ売りになると表示義務はなくなり、消費者は最終的にどの薬品がどのくらい使用されているのかを見ることはできない。

近年、カロリーの少ないインスタント食品やレトルト食品が多く、カロリー制限をしたい多くの年齢層が好んで食べているようである。しかし、これらの食品は食の体内過程に大きく影響するものであり、長期に使用することの危険性を考慮する必要がある[11]。

現在の食生活からすべての添加物を排除することは不可能である。また、麹のように古くから使用されてきた添加物もある。しかし、まずは、原材料として聞いたことのない名前が並んでいる食品については、添加物が多いという認識を持つべきであろう。療養支援者としては、単に摂取カロリーを下げるといった視点だけで食品を選択することを推奨するのではなく、体内の消化吸収過程に作用する添加物が使用されていることや、調味のための添加物が使用されていることを考慮した助言を行なう必要がある。

微量栄養素

仕事が忙しくて、つい外食をしてしまう。たまにする料理もちょっぴり手を抜きたいと思うと、いろんな種類のカットされた野菜が必要量だけ入っている便利なパックがある。ただし、この野菜、加工の段階でビタミンCなど水溶性の栄養分は水に流出してしまっているので、丸ごと買う野菜に比べると栄養素は低いと考えなくてはいけない。鮮度を保つよう最善の配慮がなされているとのことであるが、殺菌処理はプー

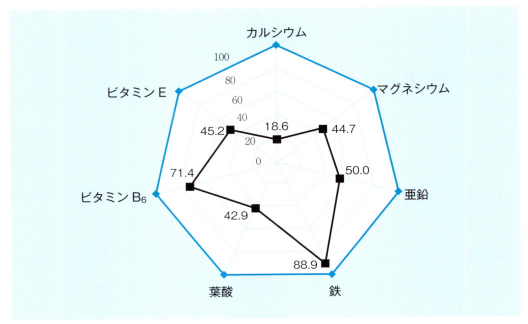

図 7-1 ● 野菜の煮物に含まれる微量栄養素——調理法による違い*

*外周（100％）はマミー方式。内側のグラフ（黒線）は一般的な調理法の結果（数値はマミー方式の結果に対する割合％）

ルの消毒や漂白剤に用いられるのと同じ次亜塩素酸ナトリウムを薄めた液に一定時間つけ再び冷却水で洗い流した後、脱水し変色防止のための窒素を袋に充填して出荷するとのことである[10]。

長崎県佐世保市のマミー保育園で調理された煮物と、一般的な煮物との栄養価を比較した面白いデータが西日本新聞に掲載されていた[12]。材料、調理時間は同じにしたうえで、マミー方式［皮付き野菜を、煮干しと昆布でだしをとり、海水塩、きび砂糖、丸大豆しょうゆで味付けして、ニンジンのへたや玉ねぎの皮を煮出した汁で煮込む］と、一般的な調理法［皮をむいた野菜を、うまみ調味料を使っただしの素、食塩、安価なしょうゆ、普通の砂糖、水で調理する］とで、含まれている微量栄養素を比較した結果が図 7-1 である。マミー方式を 100 として図示したものだが、一般的な調理法ではビタミン・ミネラルの多くが失われていることわかる。このように調理方法による違いが大きいことから考えると、コンビニやスーパーなどの弁当や惣菜は栄養価が失われている可能性が高い。それらに頼った食生活では、摂取エネルギーや三大栄養素については大丈夫でも、微量栄養素（ビタミンやミネラル）の欠乏を起こしてしまう危険性がある。

また、近年の日本人の食事の変化の中で摂取量が減少した成分として、必須脂肪酸の n-3 脂肪酸がある。必須脂肪酸には n-6 系と n-3 系の脂肪酸があるが、n-6 系（リノール酸やアラキドン酸）の摂取量は 1960 年〜75 年にかけて約 3 倍に増えた。リノール酸（サフラワー油、ゴマ油、大豆油、ナタネ油など）やアラキドン酸（肉類や卵類な

ど)は体内で合成できないが、過剰摂取は肥満、糖尿病、心筋梗塞につながると言われている[13,14]。一方、n-3系すなわちα-リノレン酸(緑黄色野菜、海藻類、豆類など)や、EPA(エイコサペンタンエン酸)、DHA(ドコサヘキサエン酸)が多く含まれる青魚(イワシ、サバ、サンマなど)は、LDLコレステロールを減少させる作用があり、過剰摂取による弊害もないが、摂取量が減少しているのである。

n-3系の脂肪酸にはアレルギー反応、動脈硬化、炎症、癌などに対する抑制作用があり、n-6系は逆に促進作用があるとも言われている。近海物の魚の摂取量と殺人事件が逆相関するとの指摘もあって、n-3系には精神的な安定をもたらす作用があるとも考えられている[15]のは興味深い。かつて、日本人はこのn-3系の摂取量が非常に多かった。穏やかな和の文化の源にはそうした日本人の食生活があったのかもしれない。

5 食を大切に 2型糖尿病の療養支援者として

近年「食育」という言葉が聞かれるようになった。その一方で、「飽食」「崩食」「放食」など、食をめぐってさまざまな言葉が生まれている。高価でおしゃれなレストランで贅沢な食事をするかたわら、朝食が抜かれたり、レトルト食品やインスタント食品、調理済みの食品の摂取が増えている。食品偽装や異物・毒物混入など、食品の安全性を危惧させる事件も後を絶たない。食の安全性への意識の高まり、また健康食ブームと呼ばれる風潮とは裏腹に、食事そのものの重要性が忘れられつつあるように思えてならない。

筆者は、ある研究の一部として健康な成人を対象に1週間の食事摂取内容を調査した。摂取した食事の写真撮影と簡単なメモを依頼し、その摂取量を栄養士に算出してもらったのであるが、その結果、一人暮らしの大学生や看護師の方々の食事内容を知って衝撃を受けた。朝は欠食、もしくは小さな菓子パン類、昼はコンビニ弁当やインスタント麺、夜でもコンビニのおにぎりとレトルトのカップ食品が多いという実態があり、カロリーも少なく、ビタミン類やミネラルといった栄養素は必要摂取量の半分程度しか摂取できていない人が少なくなかったのである。

筆者は基本的に、自分ができないことは相手に求めてはいけないと考えている。2型糖尿病という診断をされた人に対して、「あなたは病気だから食事療法が必要です」といったスタンスでかかわるとしたら、それは決して支援にはならない。そのような「支援」が患者の自己管理行動を促し、食事療法を継続することに寄与することはないと断言できる。それでも患者が必要な食事療法を継続していたとすれば、それは、栄養士の方の食事療法が素晴らしかったのか、患者が本来持っている力が大きかったのか、どちらかである。

2型糖尿病患者は、食事療法のちょっとした失敗が血糖値の上昇に影響し、それらの値は医療従事者の目にさらされる。患者自身の体であり、血糖の上昇は自分の体にとってのマイナス要因であるにもかかわらず、多くの患者は「すみません」と言う。患者は療養生活の結果責任を自ら背負いながらも、なぜ、医療者に対してまで気を使

わなくてはならないのか。そのような状況を医療者が作ってしまっているのだとしたら罪なことだと思う。看護師は、少なくともそれに加担するようなことがあってはならない。そのためには、看護師自身、患者と同じ時代に生きる生活者であるという自覚に立ち、自らの食行動や食事内容について関心を持つことが重要である。その反省が患者の気持ちを理解する助けになる。療養支援に携わる者は、自律的な生活を営み、生活とはどのようなものであるかを知り、一消費者として今日の食品や食生活について関心を持つこと、すなわち、患者と同じ目の高さで、患者が直面している問題に向き合えることが重要であると考える。看護師は患者の生活史に関与する。療養行動も生活史の一部である。看護師の療養支援とは、現代の生活環境の中で、患者が療養に適応した健康な食生活を志向すること、そして、自分で納得のいく生活史を主体的につむいでいくことへの支援である。

● 文献

1) 尾池雄一(2006)：概論：肥満・糖代謝の制御機構研究の最前線；続々と明らかにされる Intertissue Communication の鍵因子たち，特集：Intertissue Communication による肥満・糖代謝の制御メカニズム；次々に明かされるメタボリックシンドロームの鍵因子たち，実験医学，24(16)：446-2450
2) Barker, DJP(2001)：The malnourished baby and Infant, British Medical Bulletin, 60：69-88.
3) 福岡秀興(2009)：新しい成人病(生活習慣病)の発症概念；成人病胎児期発症説，京府医大誌，118(8)：501-514
4) Inoue, T, et al.(2009)：Effect of intrauterine undernutrition during late gestation on pancreatic βcell mass, Biomedical Reseach, 30(6)：325-330
5) 長谷川智子(2005)：変わる家族の食卓；社会の変化と家族の食，今田純雄編：食べることの心理学；食べる，食べない，好き，嫌い，6章，131-153，有斐閣選書
6) 今田純雄(2005)：おいしいものが食べたい！；味覚とあじの評価，前掲書5)2章，45-62．
7) 今田純雄(1996)：食行動の心理学的接近，中島義明，今田純雄編：たべる；食行動の心理学，10-22，朝倉書店
8) 今田純雄(2006)：飽食から"崩"食へ；食べることと社会・文化，前掲書5)7章，155-174．
9) 生活情報センター編集部(2004)：日本人の食生活を読み解くデータ総覧 2004，文栄社
10) 野本健司(2008)：あの「食品」の裏事情，青春出版社
11) 安倍　司(2005)：食品の裏側；みんな大好きな食品添加物，東洋経済新報社
12) 西日本新聞 2010 年 9 月 5 日朝刊，特集：作る・育てる
13) Yu-Poth, S, et al.(1999)：Effects of the National Cholesterol Education Program's Step I and Step II dietary intervention programs on cardiovascular disease risk factors；A meta-analysis, Am J Clin Nutr, 69：632-46
14) 板倉弘重，他(2000)：脂質研究の最新情報；適正摂取を考える，第一出版
15) 産経新聞社会部編(2004)：検証！日本の食卓；私たちは何を食べているのか，115-158，集英社

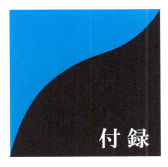

付録 療養支援に活かす質問用紙

 自己管理行動質問紙*

    1. 日ごろの食生活について
    2. 療養継続の工夫・努力について
    3. 身体活動について

 食事療法負担感質問紙*

 修正版簡易食事摂取調査票*,**

*筆者らが実際に使っているものです（余白に配したカットは省略）。コピーしてお使いいただいて結構です。ただし、質問の順番は適宜変更されるとよいでしょう。データ（WORD）の利用を希望される方は筆者にご連絡ください（メールアドレス：tarutaru@purple.zaq.jp）。

**1975年の厚生省健康指標策定委員会による簡易食事摂取調査票の一部を修正したもの。この調査票は簡便であるが、作成から30年以上が経過しており、筆者らが現在の食事内容に対応するように修正した（信頼性は確認済み）。使用する場合、ご連絡いただければ（メールアドレス同上）、入力すると摂取量kcalおよび3大栄養素が算出できる入力票(Excel)をお送りします。

自己管理行動質問紙 （1頁目）

1 日ごろの食生活について

日ごろの食生活についておたずねします。該当する番号に○印をつけてください。
ご自分で調理されない方で、質問内容がわかりにくい項目は、お手数ではありますが調理をしてくださっている方に確認の上、回答してくださることを希望します。

		いつもする	しばしばする	ときどきする	めったにしない	しない
①	ご飯は1回分ずつ量って食べるようにしている	4	3	2	1	0
②	買ってきた食品や、作った料理が多いときは1回分ずつの量に分けて保管（冷凍するなど）している	4	3	2	1	0
③	肉類は1回の使用量を決めて食べている（50ｇ～100ｇ程度）	4	3	2	1	0
④	魚は小さい切り身なら1切れ、大きいものなら半切れを目安に食べている	4	3	2	1	0
⑤	食品の重さ（グラム数）とカロリー（単位数）は目分量で把握し計算している	4	3	2	1	0
⑥	炒め物をする時は油の量を少なくしている（焦げない鍋を使うなど）	4	3	2	1	0
⑦	肉は脂の少ないものを食べるようにしている	4	3	2	1	0
⑧	肉はしゃぶしゃぶなど脂肪分が抜ける料理を食べるようにしている	4	3	2	1	0
⑨	動物性脂肪より植物性脂肪をとるようにしている	4	3	2	1	0
⑩	甘味料はカロリーの少ない人工甘味料を使うようにしている（シュガーカット、マービー、ラカントなど）	4	3	2	1	0
⑪	調味料を減らすために、だし汁を濃くして旨味を引き出すようにしている	4	3	2	1	0
⑫	煮物には砂糖を使わないようにしている	4	3	2	1	0
⑬	煮物にはみりんを使わないようにしている	4	3	2	1	0
⑭	カロリー標示のある食品はカロリーを確認して使うようにしている	4	3	2	1	0
⑮	甘い飲み物は飲まないようにしている	4	3	2	1	0
⑯	コーヒー・紅茶にはカロリーの少ない人工甘味料を使うようにしている（甘味を入れない方は4（いつもそうしている）に○をつけてください）	4	3	2	1	0
⑰	コーヒー・紅茶にはミルクを入れないようにしている	4	3	2	1	0

		いつもする	しばしばする	ときどきする	めったにしない	しない
⑱	菓子類は量を決めて食べる（食べない方は4（いつもそうしている）に○をつけてください）	4	3	2	1	0
⑲	果物は1単位まで、と決めて食べている	4	3	2	1	0
⑳	低カロリーの食品を使って、おかずの数を増やしている	4	3	2	1	0
㉑	盛り付けは彩りや器を考えるなど、豪華に見えるよう工夫している	4	3	2	1	0
㉒	カロリーの少ない食品(サラダなど)を多く食べることで満腹感を得るようにしている	4	3	2	1	0
㉓	よく噛んで食べるようにしている	4	3	2	1	0
㉔	漬物や佃煮はご飯を食べすぎるから食べないようにしている	4	3	2	1	0
㉕	肉か魚の料理を1品と、あとは野菜料理を食べるようにしている	4	3	2	1	0
㉖	全体のエネルギー量の60%を炭水化物で摂取するために、いも類やレンコン等のおかずを食べるようにしている	4	3	2	1	0
㉗	少量ずつ多くの種類の食品を食べるようにしている	4	3	2	1	0
㉘	野菜を多く食べるようにしている	4	3	2	1	0
㉙	薄味を補うために香辛料を使うようにしている	4	3	2	1	0
㉚	薄味を補うために酢(すだち、レモンなども含む)を使うようにしている	4	3	2	1	0
㉛	汁物は食べないようにしている	4	3	2	1	0
㉜	麺類などの汁は飲まないようにしている	4	3	2	1	0
㉝	味噌汁やスープは具を多くするようにしている	4	3	2	1	0
㉞	全体的に薄味にしている	4	3	2	1	0
㉟	濃い味付けの食物は食べないようにしている	4	3	2	1	0
㊱	ソース、醤油、ドレッシングなどはかける量を少なくしている	4	3	2	1	0

自己管理行動質問紙　(3頁目)

2 療養継続の工夫・努力について

食事療法を継続していく中で、食欲を刺激される場面は多くあります。日頃、あなたはどのようにされていますか。該当する番号に〇印をつけてください。

		いつもする	しばしばする	ときどきする	めったにしない	しない
①	ストレスで食べすぎないように、気分転換をしている	4	3	2	1	0
②	イライラした時はカロリーを考えて食べるようにしている	4	3	2	1	0
③	イライラしても食べないようにしている	4	3	2	1	0
④	イライラした時はいつの間にか何か食べている	4	3	2	1	0
⑤	空腹感が強い時は満足感が得られるものを食べている	4	3	2	1	0
⑥	空腹感がある時は低カロリーのものを食べている	4	3	2	1	0
⑦	空腹感がある時は水やお茶を飲んでいる	4	3	2	1	0
⑧	空腹感がある時は血糖値が正常に近い状態だと思うようにしている	4	3	2	1	0
⑨	食べたいと思った時は合併症の恐怖を思い出すようにしている	4	3	2	1	0
⑩	胃を小さくするために飲食の量を全体的に少なくしている	4	3	2	1	0
⑪	空腹感があっても食べないようにしている	4	3	2	1	0
⑫	あらかじめ買う食品を決めてから買い物に行くようにしている	4	3	2	1	0
⑬	お腹が空いている時は買い物に行かないようにしている	4	3	2	1	0
⑭	飲んだり食べたりする会には参加しないようにしている	4	3	2	1	0
⑮	外食はしないようにしている	4	3	2	1	0
⑯	嗜好の変化などを理由に、お茶菓子などは断わるようにしている	4	3	2	1	0
⑰	食事は一人でするようにしている	4	3	2	1	0
⑱	大食の人(世代の違う家族など)とは一緒に食事をしない	4	3	2	1	0
⑲	人が食事をしているときはその場にいないようにしている	4	3	2	1	0
⑳	菓子類は食べないで身近な人に食べてもらうようにしている	4	3	2	1	0
㉑	目の前に美味しそうなものがあれば食べている	4	3	2	1	0
㉒	計画的に食べて良い日を決めて、その時は食べるようにしている	4	3	2	1	0

		いつもする	しばしばする	ときどきする	めったにしない	しない
㉓	食べ始めると途中で止めることができず、最後まで食べている	4	3	2	1	0
㉔	食べ物を粗末にできないと思う気持ちから、多いと思っても残すことができずに食べている	4	3	2	1	0
㉕	人が集まるとお茶と一緒に菓子(ケーキ・饅頭など)を食べている	4	3	2	1	0
㉖	外食の時は、食べる前にカロリーの計算をして食べる量を決めてから食べるようにしている	4	3	2	1	0
㉗	外食の時は、カロリーの低いもの(野菜など)を中心に食べるようにしている	4	3	2	1	0
㉘	外食の時は野菜が多く入っている料理を注文する	4	3	2	1	0
㉙	食べ過ぎないために、余る分を食べてくれる人(家族、親しい友人など)と一緒に外食をするようにしている	4	3	2	1	0
㉚	食べ過ぎを注意してくれる人と一緒に外食している	4	3	2	1	0
㉛	外食の時は、自分だけ別の低カロリーメニューを注文している	4	3	2	1	0
㉜	病気であることを理由に飲酒の勧めを断わるようにしている	4	3	2	1	0
㉝	対人関係を重視する必要のある時は、周囲の人に合わせて普通に食べている	4	3	2	1	0
㉞	外食の時は食事療法のことは考えないで食べている	4	3	2	1	0
㉟	食べ過ぎが重ならないようにしている	4	3	2	1	0
㊱	食べ過ぎた時は次の食事を少なくしている	4	3	2	1	0
㊲	過食が予測される場合は、その食事の前後の食事の摂取カロリーを減らしている	4	3	2	1	0
㊳	過食が予測される場合は、一定期間(1週間から10日程度)厳密にカロリーの制限をしている	4	3	2	1	0
㊴	食べ過ぎた時は運動量を増やすようにしている	4	3	2	1	0

自己管理行動質問紙 (5頁目)

❸ 身体活動について

現在の身体活動についてお尋ねします。右段の該当する番号に○をつけてください。

		いつもする	しばしばする	ときどきする	めったにしない	しない
①	家事をするとき、運動であると意識して行なうようにしている	4	3	2	1	0
②	移動するとき、運動であると意識して行なうようにしている	4	3	2	1	0
③	仕事で働くとき、運動であると意識するようにしている	4	3	2	1	0
④	歩数を増やすために、買物をする時間を長くとるようにしている	4	3	2	1	0
⑤	歩数を増やすために、いろいろな店で買物をするようにしている	4	3	2	1	0
⑥	歩数を増やすために、買物に行く日数を増やすようにしている	4	3	2	1	0
⑦	歩数を増やすために、1日に行く買物の回数を増やすようにしている	4	3	2	1	0
⑧	活動量を増やすために、買物には遠い店まで交通機関を使わずに歩いて行く、または自転車で行くようにしている	4	3	2	1	0
⑨	歩数を増やすために、買物に行くときは店までわざと遠回りをする	4	3	2	1	0
⑩	丁寧に掃除をするようにしている	4	3	2	1	0
⑪	頻回に掃除をするようにしている	4	3	2	1	0
⑫	どこか(駅や職場)へ移動する時は、活動量を増やすために、できるだけ歩いて行く、または自転車で行くようにしている	4	3	2	1	0
⑬	どこかへ行く時は、活動量を増やすために、坂道や階段の多い道を通るようにしている	4	3	2	1	0
⑭	どこかへ移動する時は、わざわざ遠回りをするようにしている	4	3	2	1	0
⑮	いつでも歩けるように、歩きやすい靴を履いている	4	3	2	1	0
⑯	エレベーターやエスカレーターをなるべく使わず、階段を使うようにしている	4	3	2	1	0
⑰	歩く時や自転車に乗る時は速度を上げるようにしている	4	3	2	1	0
⑱	電車やバスに乗る時は、できるだけ立つようにしている	4	3	2	1	0

自己管理行動質問紙 （6頁目）

		いつもする	しばしばする	ときどきする	めったにしない	しない
⑲	リモコンを使える場合でも、リモコンを使わず自分で動くようにしている	4	3	2	1	0
⑳	空いた時間に、歩いたり体操をしたりして動くようにしている	4	3	2	1	0
㉑	ささいなことでも人に頼まずに自分でするようにしている	4	3	2	1	0
㉒	洗面や炊事のときは、つま先立ちをするようにしている	4	3	2	1	0
㉓	どれだけ歩いたかを把握するために歩数計（万歩計）を付けている	4	3	2	1	0
㉔	目標を持って歩くために歩数計を付けている	4	3	2	1	0
㉕	どの程度運動すればよいのかを体重（血液データ）を測定することで目安にしている	4	3	2	1	0
㉖	毎日同じ活動をすることで体調や体力を把握している	4	3	2	1	0
㉗	運動をした日は間食をする（量を増やす）ことで、励みにしている	4	3	2	1	0
㉘	運動した日は食事の量を増やすことで、励みにしている	4	3	2	1	0
㉙	意識付けをするために、家の中の目に付く場所に運動するための道具（ダンベルなど）を置いている	4	3	2	1	0
㉚	家族や周囲の人に運動するように言ってもらうようにしている	4	3	2	1	0
㉛	家族や周囲の人に運動するように言われるので運動する	4	3	2	1	0
㉜	日課として、時間を決めて運動するようにしている	4	3	2	1	0
㉝	１週間のスケジュールの中に運動の予定を入れている	4	3	2	1	0
㉞	余暇活動として、休日などに運動をするようにしている	4	3	2	1	0
㉟	思いついた時に気ままに運動をするようにしている	4	3	2	1	0
㊱	運動することを楽しむために、公園の中や川沿いなどの景色が良いところで運動するようにしている	4	3	2	1	0
㊲	歩くことを楽しむために、その日の気分でいろいろな場所を歩くようにしている	4	3	2	1	0

自己管理行動質問紙　（7頁目）

	いつもする	しばしばする	ときどきする	めったにしない	しない
㊳ 運動することを楽しむために、家族や友人（ペットも含む）と運動するようにしている	4	3	2	1	0
㊴ 天候が悪い日は、家の中で運動をするようにしている	4	3	2	1	0
㊵ 天候が悪い日は、家の中でこまめに身体を動かすようにしている	4	3	2	1	0
㊶ 天候が悪い日は、体育館やスポーツジムで運動をするようにしている	4	3	2	1	0
㊷ 天候が悪い日は、屋内（店の中、地下街）を歩くようにしている	4	3	2	1	0
㊸ 天候が悪い日は、雨具を使って歩くようにしている	4	3	2	1	0
㊹ 夏季は、午前中や夕方の涼しい時間帯に活動するようにしている	4	3	2	1	0
㊺ 夏季は、日陰などの涼しい場所で活動するようにしている	4	3	2	1	0
㊻ 冬季は、昼間の暖かい時間帯に活動するようにしている	4	3	2	1	0
㊼ 活動量が少なくなる時は、その前日や翌日に活動するようにしている	4	3	2	1	0
㊽ 活動量が少なくなる時は、食事や間食の量を減らすようにしている	4	3	2	1	0

食事療法負担感質問紙

■食事療法に伴う気持ち(負担感)について

糖尿病の食事療法をする上で、あなた自身のお気持ちについておたずねします。以下の項目について該当する番号に○印をつけてください。

		いつも感じる	ときどき感じる	あまり感じない	全く感じない
①	次の食事を待っている間の空腹感が辛いと感じる	4	3	2	1
②	食事によって十分に空腹が満たされない辛さを感じる	4	3	2	1
③	好物のものや旬のものなどを十分に味わえない辛さを感じる	4	3	2	1
④	食べることの自由を奪われ人生の半分を損したように感じる	4	3	2	1
⑤	食事療法のために一人で食事をすることが多く、孤独感を感じる	4	3	2	1
⑥	糖尿病の食事療法の大変さが家族や友人に理解してもらえないことで疎外感を感じる	4	3	2	1
⑦	食事療法をしていることで友人とのコミュニケーションの場まで制限されたと感じる	4	3	2	1
⑧	食事療法のために自由に外食できないことが辛いと感じる	4	3	2	1
⑨	食事療法を守るために生活範囲が狭くなったと感じる	4	3	2	1
⑩	糖尿病になったのは悪い食習慣を続けてきたからだと周囲の人から思われているのではないかと感じる	4	3	2	1
⑪	食事療法をしていることを周囲の人に伝えることで、のけものにされるのではないかと感じる	4	3	2	1
⑫	食事療法をしていることで周囲の人が楽しんで食べられないのではないかと感じる	4	3	2	1
⑬	勧められた料理を断わることに罪悪感を感じる	4	3	2	1
⑭	食事療法を続けているのに検査結果が悪いことにストレスを感じる	4	3	2	1
⑮	血糖のコントロールが悪いと医師から見放されるのではないかと不安に感じる	4	3	2	1
⑯	食べ物を捨てることに罪悪感を感じる	4	3	2	1
⑰	食事療法が守れず食べてしまった自分が嫌だと感じる	4	3	2	1

■あなたの一日の食事摂取量を算出するための質問です。

現在のあなたの食事内容についてもっとも合っていると思われる番号を選び、番号に○をつけるか、【　】内に数字を記入してください。

1) いも類はどの程度食べますか。
   * 「普通に食べる」とは、じゃがいも50g(卵1個分)程度と考えてください。

   | 1　あまり食べない | 2　普通に食べる* | 3　好んで食べる |

2) 料理に砂糖をどの程度使いますか。

   | 1　ほとんど使わない | 2　少し使う | 3　普通に使う | 4　たくさん使う |

3) 1日にコーヒー・紅茶にスプーンで何杯程度の砂糖を使いますか。

   | 1　使わない　　2　使う →【　　　】杯/日 |

4) 甘い飲み物(砂糖・ミルク入り缶コーヒー、ジュース、等)を飲みますか。

   | 1　ほとんど飲まない　2　ときどき飲む　3　1本(200ml程度)　4　2本以上→【　　　】ml/日 |

5) 菓子類はどの程度食べますか。

   | 1　ほとんど食べない | 2　ときどき食べる | 3　毎日食べる |

6) 菓子類を食べる方は、どの種類の菓子類を食べることが多いですか

   | 1　和菓子　2　洋菓子　3　チップス・揚げ菓子　4　なんでもよく食べる　5　どちらともいえない |

7) 果物は1日にどの程度食べますか。
   * 「1個」とは中くらいのりんごの大きさ程度と考えてください。

   | 1　食べない　　2　半個　　3　1個*　　4　2個以上→【　　　】個/日 |

8) 卵は1日に何個食べますか。

   | 1　食べない　　2　半個　　3　1個　　4　2個以上→【　　　】個/日 |

9) 魚類は1日にどの程度食べますか。
   *1切れは70g(刺身7切れ)程度と考えてください。

   | 1　食べない　　2　ときどき食べる　　3　1切れ*程度　　4　2切れ程度 |

10) 肉類は1日にどの程度食べますか。

　　　　　　＊50ｇはスライスハム2～3枚、ソーセージ3本、焼き鳥1串、肉じゃが1人前と考えてください。
　　　　　　　＊100ｇはハンバーグ1個、豚カツ1枚、ステーキ小1枚程度と考えてください。

| 1 食べない | 2 50ｇ | 3 100ｇ | 4 150ｇ | 5 200ｇ | 6 250ｇ | 7 300ｇ |

11) 豆腐・納豆は1日にどの程度食べますか。豆腐1丁＝納豆1包と考えてください。

| 1 食べない | 2 ときどき食べる | 3 0.5丁 | 4 1丁 | 5 1.5丁 | 6 2丁 |

12) 牛乳は1日にどの程度飲みますか。

　　　　＊チーズ1切れ、ピザトースト1枚、ヨーグルト1本、アイスクリーム1個＝牛乳1本と考えてください。

| 1 飲まない | 2 1本未満 | 3 1本(180 ml) | 4 2本以上→【　　　】本/日 |

13) 油料理(炒め物、揚げ物、ドレッシングやマヨネーズを使用したサラダ)は1日に何品食べますか。

　　　　例)朝食にマヨネーズを使用したサラダ、夕食に揚げ物を食べた場合は［2品］になります。

| 1 食べない | 2 1品 | 3 2品 | 4 3品 | 5 4品 |

14) 油の少ない肉と多い肉のどちらを多く食べますか。

| 1 油の少ない肉 | 2 どちらともいえない | 3 油の多い肉 |

15) 野菜は1日にどの程度食べますか。

| 1 ほとんど食べない | 2 少し食べる | 3 普通に食べる | 4 たっぷり食べる |

16) 主食の具体的な量についてお尋ねします。

①ご飯は茶碗に何杯食べますか(おにぎり1個はご飯1杯分としてください)。

朝	【　　　】杯/日を【　　　】日/週
昼	【　　　】杯/日を【　　　】日/週
夕	【　　　】杯/日を【　　　】日/週

②カレーライスや丼物は何杯食べますか。

【　　　】杯/週

③パン類はどの程度食べますか。

食卓パン(食パン、フランスパン、バターロール) ＊クロワッサンなどバターを多く使用しているパンは菓子パンに入れてください	【　　】枚/日を【　　】日/週
調理パン(ハンバーガー・サンドウィッチ)	【　　】個/日を【　　】日/週
菓子パン(クロワッサン、ドーナッツ、揚げパン、等)	【　　】個/日を【　　】日/週

④パン類(主に上記「食卓パン」)を食べる方におうかがいします。
　　パンには主に何をつけますか。

　　　　(1) バター・マーガリン　　1 つけない　　2 普通につける　　3 厚くつける

　　　　(2) ジャム・ママレード・蜂蜜　　1 つけない　　2 普通につける　　3 厚くつける

⑤麺類(ラーメン、焼きそば、うどん、パスタ、等)はどの程度食べますか。

　　　　　　　　　　　　　　　　【　　】杯・皿/日を【　　】日/週

⑥その他の穀類(シリアル等)はどの程度食べますか。

　　　　　　　　　　　　　　　　【　　】杯・皿/日を【　　】日/

あとがき

　糖尿病患者の中には、いくら食べ過ぎないようにと言われていても食べ過ぎてしまい、病気を悪化させてしまう患者がいる。さまざまな合併症が出るかもしれないと知りつつも、再入院を繰り返しながら、身体機能が低下していく患者を目の前にして、どうしてなのだろう？　と疑問を感じていた。そして、看護師として患者教育に対する無力感を感じ、「この人たちは、言っても無駄なのだ」という烙印を押すことで逃げていた。しかし、そのなかでもなお、看護師が行なう療養支援とは何か？　という疑問とたたかってはいた。

　患者には「糖尿病は、食べてはいけないものはありません。食べ過ぎなければ大丈夫です」と何気なく言っていた。この言葉が、患者にとってどれほど難しいことであるのかについて理解できていなかった。そんなある日、「糖尿病になっていちばん辛いことって何ですか？」と尋ねてみた。その時、「饑じいな・・・こんなにおいしいものがいっぱいあるのに、『食べるな』ってみんなに言われ、いっそ、世の中から食べるものがなくなればいい」と患者はつぶやいた。その時、そばにいた妻が「私はこの人が食べ過ぎないように、カロリーが少ない食事を一生懸命作って、この人の食べる量ばかり監視していた。・・・それがいいことだと思って、・・・ごめんなさい」とつぶやいた。私は、その時はじめて気づいたのであった。みんな頑張っている、それなのに、みんな辛い思いをしていることに。

　看護師は病気を治すことはできないが、可能な限りみんなの心理的な負担感が少なく、必要な自己管理行動を納得して継続するように支援することはできるのではないか。そのように考えたことから始めた研究であった。

　私自身、ちょうどその頃、慢性病によって臨床看護師としての仕事を断念し、自宅でリハビリテーション生活を送っていた。そんな私に対して、海外で出会った人たちは決まって「あなたは仕事を辞めたから、この時間ができた。この時間があるから私たちは会うことができた。これはチャンスだ！　会えて幸せ」という言葉をかけてくれた。ポジティブとはこういう思考過程を踏むことだと教えられたように思えた。それまでの私は知らず知らずネガティブになっていたことに気づけた。私は、臨床看護師として不十分なまま退職し、このままで私の職業人生が終わるということはしたくないと考え、臨床で感じていた疑問に向き合うために、45歳で大学院に進学した。その後、患者面接を繰り返すなかで自身の愚かさに気づき、患者様への「罪滅ぼし」として患者様の言われることを、すべて逃さずに聴こうと思いながら研究を続けてきた。そして今の自分がある。

　今回、私が患者様から教わった内容を「少しでも多くの方に伝えたい。それでなければ患者様に申し訳ない。そして、臨床看護師の方に私が経験したことを活用して欲

しい」と大学院の指導教員であった宮脇郁子教授に相談したところ、すぴか書房の宇津木様をご紹介いただき、本書を執筆することとなりました。このような経験は初めてであり、右も左もわからないなかで、宇津木様にご教示いただきながら、5年越しで本書をまとめることができました。

　本書で紹介した研究は、文部科学省「21世紀COEプログラム」（平成15～20年）「糖尿病をモデルとしたシグナル伝達病拠点」（リーダー：春日雅人教授）拠点メンバー：宮脇郁子 研究役割分担「糖尿病患者の食事自己管理行動支援ツールの開発」からの支援を受けて行ないました。最後になりましたが、研究に際し、多くのことをお教えいただきご協力いただいた患者様に感謝申し上げます。神戸大学大学院医学系研究科糖尿病・代謝・内分泌内科学部門の先生方、保健学研究科の先生方からはご指導とともに多大なるご協力を賜りました。また、療養支援看護学の皆様のご支援があって研究を継続することができました。皆様に深く感謝申し上げます。

　　　2015年3月

　　　　　　　　　　　　　　　　　　　　　　　　　　　　　　多留ちえみ

索引

あ行

アイデンティティ　135
青魚　151
アディポサイトカイン　142
アラキドン酸　150

言いづらさ　133, 134, 135
息抜きの日　57
意思決定　48, 49, 55, 120
意志表明　54, 138
一時的逸脱行動　32, 33, 34, 42, 102, 107, 115
一次予防　143
意図的な間食　90
飲酒　103
インスリン追加分泌　26
インスリン分泌不全　27
インタビュー　49, 50, 88

栄養指導　96
栄養指導内容遵守　26, 29, 39, 41
塩分制限　32, 103, 114

汚名　134, 135
オランダの冬の飢餓　143

か行

下位承認欲求　67
外食　31, 33, 144
外的誘惑に関する統制感　101
介入研究　74
学習理論　49
過剰摂取　94
過食　142, 147
仮説検証的な実践　89
価値観　55, 123
活動速度　37
合併症の恐怖　32
カロリー制限　112, 149
冠危険因子是正　89, 90

看護介入　74
看護研究　90, 92
患者教育　48, 49, 51, 89, 118, 120, 121
患者中心の看護　120
患者の"リターン率"　60
感情表出　78
間食　26, 27, 37, 59, 90, 103

記憶　52
記述研究　52
気づき　19, 49, 80, 131
機敏性　37
基本的欲求　66
教育入院　54, 118
共感　68, 69
共感的傾聴　68
拒否的な態度　62

具象的アプローチ　49, 51, 124, 128
口寂しさ　77, 98
グランデッド・セオリー・アプローチ　72, 73

経験　13, 48, 49, 50, 52, 62, 69, 71, 73, 74, 81
経験知　74
経験に着目した研究　52
傾聴　68
決断　54, 55, 64, 66
決断のプロセス　64
欠乏欲求　66
健康志向　148
健康食品　56, 148, 149

肯定的な感情　60, 64, 66, 74, 82
行動意図　56
行動の修正　62
行動変容　23, 74, 118
行動変容の動機づけ　52, 71
効力予期　101
国際標準化身体活動質問紙　44
心の健康　109
こ食　144

孤独感　33, 77, 85, 109
コントロール指標　102, 108

さ行

罪悪感　34, 61, 76, 77, 81
サプリメント　56, 148, 149

嗜好品　111
自己価値観　77, 81, 85, 109, 110
自己管理行動　25, 34, 43, 47, 52, 53, 54, 55, 56, 57, 59, 60, 62, 63, 64, 66, 71, 87, 89, 90, 99, 103, 104, 107, 112, 114, 121, 122, 123, 126, 134, 135, 138, 141, 145, 151
自己管理行動支援　65, 91
自己管理行動への動機づけ　61
自己管理行動を阻む要因　56
自己決定　124
自己嫌悪　61, 79, 99
自己効力感　45, 52, 61, 63, 71, 78, 99, 100, 101, 109, 125
自己効力感尺度　99, 100
自己実現　66
自己承認欲求　66
自己成長欲求　66
自己調整能力　48, 49
自己認識　138
自己防衛　136
自己防衛機制　59
自己放棄的態度　59
脂質摂取量　146
自尊感情　64
自尊心　61, 62
実践知　91, 92
質的研究　86
質問　49, 50, 78, 79, 126, 130
質問のスキル　128
脂肪細胞　142
社会行動理論　89
習慣　119
集団教育　101
受診行動　53
上位承認欲求　68
情緒的サポート　64
承認　61, 62, 64, 65, 67, 68
承認欲求　45, 61, 66, 67, 68

消費期限　147
賞味期限　147
食育　151
食行動　24, 25, 145
食行動の動機づけ　98
食後の高血糖　26
食事記録　96
食事自己管理行動　26, 27, 32, 33
食事自己管理行動質問紙　25, 26, 39
食事摂取量に関係する要因　93
食事の規則性　26, 28
食事パターン　31
食事療法に伴う負担感　76, 83, 109
食事療法負担感尺度　75, 83, 108, 109
食事療法妨害要因　30, 32, 33, 39, 41
食品添加物　149
食文化　24
食物摂取頻度調査122品目　94, 95
食欲求　25, 65, 145
助言の受け止め方　63
汁物　90, 111
心筋梗塞患者　89, 90, 91
心臓リハビリテーション　87
身体活動自己管理行動　35, 36
身体活動調査票　34, 43
診断直後の看護介入　65

推奨されている食事療法　24
数値目標　55, 57, 59
好き嫌い　119
スティグマ　91, 132, 134
ストレス・コーピング　79

生活史　91, 120, 129, 130, 152
生活習慣　47, 54, 56, 64, 102, 134, 146
生活習慣病　24, 102, 123, 141, 142, 146, 148
生活パターン　65, 122
精神的苦痛　48
成人病（生活習慣病）胎児期発症説　143
正当化　62
生理活性因子　142
節制　119
セルフケア能力　47, 60, 120
戦略　55, 56, 62, 64, 71

臓器組織間相互作用　143
相互作用　63, 64, 121
相反過程説　98

ソーシャルサポート　　109, 124
疎外感　　33, 76, 77, 85, 109, 135

た行

ダイエット　　107, 115, 123, 138
代謝　　101
対処　　48
対処能力　　122, 124
認知行動療法　　74

は行

話を聞く　　65, 66
早とちり　　68
腹半分　　94
半構成的面接（調査）　　40, 43, 72
必須脂肪酸　　148, 150
否定的な感情　　61, 62, 64, 65, 66, 69, 74, 78, 79, 81, 124
肥満　　101, 114
肥満型の患者　　104
病気の受容　　82
　　　　130
　　　　149

77, 78, 85, 110
91, 98
119
24
87
105, 107

119
段階ニード説　　66
間観　　66
, 126
150
48
91
119, 129, 133

者　　67, 68
56, 59, 61, 64, 69, 78, 79, 81, 99,
143
シンドローム　　108, 110, 111,
46
79, 80, 81, 82

や行

自棄食い　　25, 104, 145
寄り添い　　66

169

寄り添う　　47, 48, 49, 50, 64, 65, 71, 119, 121, 122, 128, 147

ら 行

烙印　　61, 91, 134, 135

リノール酸　　148, 150
リフレクション　　92, 135, 136, 138
療養行動評価に関する研究　　25
料理の好み　　110

劣等感　　67

論理療法　　79

アルファベット，数字

ABC シェーマ　　79

BMI　　104, 105, 112

chronic illness　　119, 129
Common Sense Model（CSM）　　48, 124

Dietary Self-Management Behavior Questionnaire（DSBQ）　　26, 39
disease　　119, 123

Fetal Origins of Adult Disease（FOAD）

HbA_{1c}　　113
HbA_{1c} の推移　　113
HbA_{1c} の変化　　80

illness　　119, 120, 123, 130
International Physical Activity Questionnaire（IPAQ）　　44

JAS 法　　147

n-3 系の脂肪酸　　151

Representational Approach　　49

2 型糖尿病患者の自己管理行動に伴う経験　　73
4W1H　　129

ソーシャルサポート　　109, 124
疎外感　　33, 76, 77, 85, 109, 135

た行

ダイエット　　107, 115, 123, 138
代謝　　101
対処　　48
対処能力　　122, 124
他者承認欲求　　66, 68
だめな患者　　125

中食　　144
ちょうどよい量　　97

辛さの本質　　81

定期受診　　57, 58
適応　　121, 123, 124
適応課題　　124
適応阻害要因　　126
適応の概念モデル　　122
適応のプロセス　　122, 124
できない患者　　135

同化　　68
動機づけ　　61, 81
洞察　　138
同情　　68
糖尿病患者心理テスト　　84
糖尿病の診断基準　　117
糖尿病用食事関連QOL尺度　　109
糖尿病予備群　　53
閉ざされた質問　　130

な行

内臓脂肪症候群　　143
内的誘惑に関する統制感　　101
内食　　144

日本人のインスリン分泌能　　142
認識へのはたらきかけ　　132
認知行動療法　　74

は行

話を聞く　　65, 66

早とちり　　68
腹半分　　94
半構成的面接（調査）　　40, 43, 72

必須脂肪酸　　148, 150
否定的な感情　　61, 62, 64, 65, 66, 69, 74, 78, 79, 81, 124
肥満　　101, 114
肥満型の患者　　104
病気の受容　　82
開かれた質問　　130
微量栄養素　　149
貧食　　142

不自由感　　77, 78, 85, 110
負担感　　75, 91, 98
プラス行動　　119

飽和脂肪酸　　24
保助看法5条　　87
歩数　　104, 105, 107
歩数計　　37

ま行

マイナス行動　　119
マズローの5段階ニード説　　66
マズローの人間観　　66
待つ　　60, 65, 126
マミー保育園　　150
慢性看護　　48
慢性看護研究　　91
慢性の病い　　119, 129, 133

無関心　　62
むずかしい患者　　67, 68
無力感　　34, 56, 59, 61, 64, 69, 78, 79, 81, 99, 101, 107

メタボ健診　　143
メタボリックシンドローム　　108, 110, 111, 142, 143, 146
面接　　60, 78, 79, 80, 81, 82

や行

自棄食い　　25, 104, 145

寄り添い　　66

寄り添う　47, 48, 49, 50, 64, 65, 71, 119, 121, 122, 128, 147

ら行

烙印　61, 91, 134, 135

リノール酸　148, 150
リフレクション　92, 135, 136, 138
療養行動評価に関する研究　25
料理の好み　110

劣等感　67

論理療法　79

アルファベット，数字

ABCシェーマ　79

BMI　104, 105, 112

chronic illness　119, 129
Common Sense Model（CSM）　48, 124

Dietary Self-Management Behavior Questionnaire（DSBQ）　26, 39
disease　119, 123

Fetal Origins of Adult Disease（FOAD）

HbA_{1c}　113
HbA_{1c}の推移　113
HbA_{1c}の変化　80

illness　119, 120, 123, 130
International Physical Activity Questionnaire（IPAQ）　44

JAS法　147

n-3系の脂肪酸　151

Representational Approach　49

2型糖尿病患者の自己管理行動に伴う経験　73
4W1H　129

■著者紹介

多留ちえみ（たるちえみ）

神戸大学大学院保健学研究科看護実践開発学分野 療養支援看護学 保健学研究員
兵庫県立総合衛生学院卒業後、地域の総合病院でスタッフとして11年間、師長として11年間臨床看護に従事。その間に近畿大学通信教育学部法学部法律学科卒業。2002年神戸大学大学院医学系研究科（臨床看護学）博士前期課程および博士後期課程修了。その後も研究活動を継続、2008年より同大学大学院研究員。非常勤講師、大学院生および看護師の研究支援に携わる。2009年度より3年間は兵庫県看護協会認定看護師教育課程（訪問看護・慢性心不全看護）主任教員。医学（保健学）修士、医学（保健学）博士。専門分野：慢性看護学、在宅看護学（研究テーマ：慢性病を持つ患者・家族への在宅療養支援および生気象学における疾病予防対策）
本書執筆：序章、1～3章、5～7章

宮脇郁子（みやわきいくこ）

神戸大学大学院保健学研究科看護実践開発学分野 療養支援看護学 教授
神戸大学医療技術短期大学部看護学科卒業後、京都大学医学部附属病院看護師、神戸大学医療技術短期大学部看護学科助手、同医学部保健学科講師、准教授を経て2008年より現職。その間、東京医科歯科大学大学院医学系研究科博士前期および博士後期課程（保健衛生学専攻成人看護学）修了。修士（看護学）、博士（看護学）。専門分野：慢性看護学、循環器看護学（研究テーマ：慢性病を持つ患者および家族への療養行動支援）
本書執筆：4章

☆
2015 年 5 月 1 日　初版第 1 刷発行

看護師が行なう
2 型糖尿病患者の療養支援

著者　多留ちえみ　宮脇郁子

編集及発行者　宇津木利征

発行所　有限会社すぴか書房
〒351-0114 埼玉県和光市本町 2-6 レインボープラザ 602
電話 048-464-8364　FAX 048-464-8336
http://www.spica-op.jp
郵便振替口座 00180-6-500068

印刷　三報社印刷　製本　永瀬製本所
用紙　本文：コスモエアライト 92 g/m² 　見返し：NT ラシャ | ホワイトローズ

＊本書の全部または一部を無断で複写複製することは著作権法上での例外を除き禁じられています。複写を希望される場合は、必ずその都度事前に、発行者（所）に連絡して許諾を得てください。スキャニング、デジタル化は一切認められません。

Ⓒ 2015, Printed in Japan,
ISBN978-4-902630-23-7

★すぴか書房の本

ケアリング プラクシス
マーガレット ニューマン拡張する意識としての
健康の理論と看護実践・研究・教育の革新
キャロル ピカード、ドロシー ジョーンズ［編著］
遠藤恵美子［監訳］

理論的であることは、すなわち実践的である。理論がケアリングあふれる実践を導き、探求への問いとなり、変革のプロセスを導く、理論・研究・実践の統一体をpraxisと呼ぶ。M.ニューマンの理論に基づくプラクシスの多彩な実例集。実践の"典型"を随所に織り込む。M.ニューマンとJ.ワトソン、C.ロイがケアリングと理論の将来について語り合った記録を収載。　A5　344頁　4500円

臨床看護面接 治癒力の共鳴をめざして
細川順子［著］

たしかな看護の記憶・・・患者と看護師のこころ模様と葛藤をみつめて、ここまで深く真率に語られたことがあっただろうか。臨床での様々な対話場面の内省をとおして看護の本質を考察する。臨床看護面接は人間のあるがままに近づく道。看護師であることへの勇気を呼び覚ます、励ましの書。A5　240頁　2500円

患者体験に学ぶ 乳がんの看護
手術・放射線・化学療法を受けるあなたと看護師のあなたに
竹内登美子［著］

乳がん体験者(サバイバー)の手記を教材にして、医学知識とともに乳がん看護の基本を説く。患者はどのような体験を強いられているのか…それを受けとめることがケアの出発点。重要ポイントは「看護師のあなたに」で詳述。やさしく心にしみる名講義。患者にもすすめたい参考書。　B5　128頁　2色刷　2100円

考えるがん看護
水嵜知子［著］

患者に「知らせる」のではない、患者が「知る」のだ。「すること」を追い求めた看護師の「できること」がないことによる挫折を経て、「そこにいる」ことをしなかった自分への気づきから始まった、看護とは何かの探求。マニュアルなどない、ともに考える人であることが看護だった。　四六(縦組)　206頁　2000円

＊価格はいずれも本体(消費税別)

★すぴか書房の本

自殺の看護
田中美恵子［編］
看護師はさまざまな現場で自殺と遭遇し希死念慮，自傷行為などのリスクを抱えた患者と直接かかわる。自殺を防ぐ介入を考えるとともに，衝撃に曝される看護師自身のダメージを最小に食いとめる支援やリスクマネジメントの取り組みを伝える。臨床看護師の体験と管理支援の事例を多数収録。　A5　232頁　2800円

看護をとおしてみえる
片麻痺を伴う脳血管障害患者の身体経験
山内典子［著］
突然発症し救命され意識回復した脳血管障害患者は以前とは異なった自らの身体と向き合う。視点を患者の内側へと変化させるとたくさんのことがみえてくる。臨床の只中に身を置き患者の経験世界を理解する、看護師ならでは研究！田中美恵子「解釈学的現象学がひらく臨床看護研究の地平」を付す。　A5　208頁　3000円

あるケアのかたち　病むことの怒りと悲しみ
鈴木正子［著］
看護の核心にあるはずのケアそれ自体の意味と価値をつかみとるために、ひたすらに実践された「ケア面接」という方法による研究の記録。人は、悲しみを悲しむことによって癒される。鈴木看護ケア論のひとつの到達。日本医学哲学・倫理学会、第4回学会賞受賞！　A5　168頁　2400円

コラージュを聴く
対人援助としてのコラージュ療法
山本映子［著］
コラージュ療法に魅かれ、導かれ、活用の場を広げてきた著者による実践の手引き。評価するのではなく、同行（どうぎょう）する援助者としてのかかわり。多彩な事例を作品例とともに紹介する。「私をとらえて離さないコラージュの魅力を伝えたい。感動を分かち合いたい。」（著者）　A5　160頁　2400円

＊価格はいずれも本体（消費税別）